Neuronales Training für kleine Köpfe

Hinweise

Aus Gründen der besseren Lesbarkeit wird bei Personenbezeichnungen die männliche Sprachform verwendet. Gemeint ist sowohl die männliche als auch die weibliche und die diverse Form.

Das vorliegende Buch wurde sorgfältig erarbeitet. Dennoch erfolgen alle Angaben ohne Gewähr. Weder die Autoren noch der Verlag können für eventuelle Nachteile oder Schäden, die aus den im Buch vorgestellten Informationen resultieren, Haftung übernehmen.

Sollte diese Publikation Links auf Webseiten Dritter enthalten, so übernehmen wir für deren Inhalte keine Haftung, da wir uns diese nicht zu eigen machen, sondern lediglich auf deren Stand zum Zeitpunkt der Erstveröffentlichung verweisen.

SPORT TRIFFT GEHIRN

Astrid **Buscher** | Kevin **Grafen**

NEURONALES TRAINING FÜR KLEINE KÖPFE

FÜR BEST-LEISTUNGEN IN SCHULE, SPORT UND ALLTAG

KONZENTRIERT | AUFMERKSAM | FIT

AUGEN-TRAINING

GLEICHGEWICHTS-TRAINING

BEWEGUNGS-TRAINING

DTB DEUTSCHER TURNER-BUND

Meyer & Meyer Verlag

ARTZT INSTITUT

Neuronales Training für kleine Köpfe

Bibliografische Information der Deutschen Nationalbibliothek
Die Deutsche Nationalbibliothek verzeichnet diese Publikation in der Deutschen Nationalbibliografie; detaillierte bibliografische Details sind im Internet über <www.dnb.de> abrufbar.

Meyer & Meyer Fachverlag & Buchhandel GmbH
Von-Coels-Straße 390, 52080 Aachen
www.dersportverlag.de

1. unveränderter Nachdruck 2026

Member of the World Sport Publishers' Association (WSPA)
Gesamtherstellung: Print Consult GmbH, München

MIX
Papier | Fördert gute Waldnutzung
FSC® C106855
FSC www.fsc.org

ISBN: 978-3-8403-7879-9
Bei Fragen zur Sicherheit unserer Produkte wenden Sie sich bitte an: kontakt@m-m-sports.com.

INHALT

Inhalt

VORWORT

Die Weichenstellungen in der Kindheit haben einen lebenslang prägenden Einfluss auf die geistige und körperliche Gesundheit. Neueste Forschungen belegen eindrucksvoll, dass Bewegung nicht nur körperlich, sondern auch geistig und hinsichtlich des Wohlbefindens nachhaltige Vorteile bietet. Dieses Wissen ist keineswegs neu, sondern war bereits in der Antike vorhanden getreu dem Grundsatz „mens sana in corpore sano".

In unserer zunehmend von Technologie geprägten Welt erfahren Kinder jedoch oft zu wenig Bewegung. Die Folgen dieser bewegungsarmen Kindheit erlebe ich täglich bei Patienten unter anderem in Form von motorischen Defiziten und Adipositas. Viele dieser Symptome sind durch das einfache „Medikament" Bewegung vermeidbar!

Das vorliegende Buch vermittelt die faszinierende Verbindung zwischen einem gesunden Geist und einem gesunden Körper. Es ist eine wertvolle Lektüre, die die essenzielle Bedeutung körperlicher Aktivität unterstreicht. Die Anfangskapitel präsentieren grundlegende Konzepte und wissenschaftliche Erkenntnisse zur Wechselwirkung zwischen Bewegung und Gehirnentwicklung. In späteren Kapiteln finden Leser praktische Ratschläge, wie Bewegung im Leben von Kindern integriert werden kann.

Letztendlich ist es eine inspirierende Quelle für jeden, der sich für das Wohlergehen zukünftiger Generationen einsetzt. Es zeigt Wege auf, wie wir gemeinsam gesunde, glückliche und ausgeglichene Kinder fördern können. Begleiten Sie uns auf einer spannenden Entdeckungsreise zur Bedeutung von Bewegung für die neurologische Entwicklung von Kindern.

Prof. Dr. med. Jannos Siaplaouras
Facharzt für Kinder- und Jugendmedizin
Kinderkardiologie, EMAH, Sportmedizin
Professor für Pädiatrie und interprofessionelle Versorgung, Hochschule Fulda

EINLEITUNG

Eine gesunde und glückliche Kindheit, das wünschen wir uns alle für unsere Kinder. Doch schaut man sich die aktuellen Zahlen aus den neuesten wissenschaftlichen Untersuchungen an, weisen diese in eine besorgniserregende Richtung. Der schon seit vielen Jahren zu beobachtende Bewegungsmangel steigt und betrifft laut Daten der WHO aus dem Jahr 2022 immer mehr Kinder und Jugendliche. In der Gruppe der 11-17-jährigen Kinder bewegen sich mittlerweile 81 Prozent der Jugendlichen zu wenig (Global Status Report on Physical Activity, 2022). Parallel dazu steigen die Zahlen von Schulkindern mit Lernschwierigkeiten (Forschungsinitiative ESF, 2017) sowie psychosozialen Problemen.

Wie kommt es zu dieser Entwicklung?

Was haben veränderte Alltags- und Umweltbedingungen damit zu tun und welchen Einfluss hat Bewegung auf die Gesundheit unserer Kinder?

Unsere Umwelt und sozialen Interaktionen haben sich in den letzten Jahren drastisch verändert. War der Alltag noch in den 1980er-Jahren bestimmt durch verschiedene Aufenthaltsorte des täglichen Lebens, Institutionen wie Schule, Familie und Vereine und ihre vielfältigen Menschen, so leben unsere Kinder heute – außerhalb der sozialen Medien – mit deutlich geringeren sozialen Kontakten und Freiräumen. Sie halten sich immer weniger im Freien auf und sind stark geprägt und vereinnahmt durch gesellschaftliche Strukturen.

Vor allem die exponentielle Entwicklung der Technologien und die deutliche Reduktion gemeinsamer, realer Erlebnisse stellt den Körper und insbesondere das kindliche Gehirn und das Nervensystem vor enorme Herausforderungen. Denn unser Gehirn, die Steuerzentrale für alles, was wir tun, denken und empfinden, hat sich in seinen Grundzügen seit Millionen von Jahren nicht verändert.

Die auf unsere Kinder täglich hereinprasselnden Informationsmengen überschreiten jedoch heutzutage in jeder Sekunde ihre Aufnahmekapazität. Denn Aufmerksamkeit ist eine begrenzte Ressource und kann effektiv nur auf eine Sache gerichtet werden. Handy, Smartwatch, Leuchtreklamen, Musik, YouTube® und Co. verführen die Kinder permanent dazu, zwischen Aufgaben zu wechseln. Sie verlernen, sich mit Dingen intensiv zu beschäftigen, ihre Aufmerksamkeit gezielt zu steuern und digitale Pausen einzulegen (Busch, 2021).

Eine weitere Auswirkung der zunehmenden Technologien ist das Ausbleiben von Bewegung. Neben der fehlenden Notwendigkeit durch Autos, E-Roller, Aufzüge und Rolltreppen spielen fehlende Räume für freies Spiel, durchgeplante Freizeitkalender und der Reiz von sozialen Medien, Streamingangeboten und Computerspielen eine entscheidende Rolle.

Kinder verbringen immer mehr Zeit bewegungs- und sprachlos vor Fernsehern, Tablets und Co. Es fehlt ihnen dadurch die wertvolle Interaktion mit physisch anwesenden Freunden und Familienmitgliedern, durch die sie unter anderem lernen, ihre Impulse zu kontrollieren und gemeinsam ein Ziel zu verfolgen und auch zu erreichen.

So sieht beispielsweise der Neurobiologe Prof. Dr. Gerald Hüther in der mangelnden Fähigkeit der mit anderen Personen geteilten Aufmerksamkeit, der sogenannten *Shared Attention*, eine Ursache für ADS und ADHS (Hüther, 2013).

Und es fehlen ihnen darüber hinaus die mit der Bewegung einhergehenden positiven physischen und psychischen Auswirkungen auf den Körper. Regelmäßige Bewegung wirkt sich positiv auf die körperliche und motorische sowie die psychosoziale und kognitive Entwicklung aus.

Ein früher und lang anhaltender Bewegungsmangel hat somit nicht nur – wie viele vielleicht glauben – Auswirkungen auf der motorischen Ebene, sondern bestimmt in entscheidendem Maße Verhalten, kognitive Entwicklung und somit die Gesundheit. Kinder sind Heranwachsende mit ganz spezifischen Reifungs- und Entwicklungsprozessen. Damit sich Knochen, Muskeln, das Herz-Kreislauf-System und das Gehirn optimal entwickeln können, brauchen Kinder vielfältige Wahrnehmungs- und Bewegungsreize (Bös et al., 2009).

Diese veränderten Alltags- und Umweltbedingungen führen zu ganz neuen Belastungen für das kindliche Nervensystem mit den zu beobachtenden Folgen wie Unkonzentriertheit, Hyperaktivität, Stressempfinden und, damit einhergehend, Lernproblemen.

Dieses Buch hat das Ziel, dem Wunderwerk Gehirn und Wahrnehmung mehr Aufmerksamkeit und Bewusstsein zu geben und den Lesern die Wichtigkeit von neuronalen Aufnahme- und Verarbeitungsprozessen möglichst einfach nahezubringen.

Es möchte mit den folgenden Inhalten praxisnahe Hilfestellungen, Tipps und Übungen zur Unterstützung einer gesunden Kindheit und sinnerfassenden Schullaufbahn geben. Dabei versteht es sich als umfangreiches, aber praxisnahes Nachschlagewerk für Übungsleiter, Lehrer, Erzieher sowie interessierte Eltern und Großeltern.

1

FRÜHKINDLICHE ENTWICKLUNG

Im Gegensatz zu vielen Tierarten verfügt der Mensch bei seiner Geburt zwar über alle notwendigen Anlagen im Gehirn, aber seine Funktionalität ist – was Denken, Sehen, Hören und Bewegen angeht – noch ziemlich primitiv. Die Entwicklung der Hirnstrukturen und auch deren Funktion erfolgt zwar nach einem genetisch festgelegten Bauplan, aber am Ende entscheidet die Umwelt, also epigenetische Faktoren, über Qualität und flexible Nutzbarkeit der Funktion.

Dabei bedient sich die Natur des Grundsatzes „vom Einfachen zum Komplexen". Ein Baby verfügt bei der Geburt über ein enormes Potenzial an Synapsen und Nervenzellen. Diese entfalten aber erst ihre Funktionsfähigkeit mit der Vernetzung mit anderen Nervenzellen. Dies geschieht durch Aktivierung oder, anders ausgedrückt, durch Sinneswahrnehmung und körperliche Aktivität in Form von permanenter Nutzung.

Ein gesunder Säugling bzw. ein gesundes Kleinkind macht dies ganz eigenständig, wenn wir es zulassen und die passenden Rahmenbedingungen schaffen. Dazu gehört eine abwechslungsreiche Umgebung, Raum für Bewegung und, ganz besonders wichtig, die Interaktion mit Bezugspersonen, wie Eltern, Großeltern und Geschwistern (Eliot, 2012).

Laut Emmi Pikler (5. Auflage 2018, S. 17) lernt der Säugling nicht nur, „sich auf den Bauch zu drehen, nicht nur das Rollen, Kriechen, Sitzen, Stehen oder Gehen, sondern er lernt auch das Lernen. Er lernt, sich selbstständig mit etwas zu beschäftigen, an etwas Interesse zu finden, zu probieren, zu experimentieren. Er lernt, Schwierigkeiten zu überwinden. Er lernt Freude und Zufriedenheit kennen, die der Erfolg – das Resultat seiner geduldigen, selbstständigen Ausdauer – für ihn bedeutet."

Dieses Lernen kann aber nur erfolgen, wenn der Säugling – und später das Kind – ausreichend Gelegenheit und Zeit erhält, Dinge auszuprobieren. Den ersten beiden Lebensjahren sollte dabei besonders viel Aufmerksamkeit und Beachtung geschenkt werden.

1.1 DAS WICHTIGE ERSTE LEBENSJAHR

Im ersten Lebensjahr besteht Lernen vor allem in der Bewegungsentwicklung und der Entwicklung der Sinne. Dies erfolgt, wie Spitzer und Herschkowitz (2022) schreiben, vorwiegend durch den Hirnstamm. Frühkindliche Reflexmuster ermöglichen in dieser Zeit die Ansteuerung von Muskelgruppen und können als eine Art unwillkürlicher Trainingsreiz für die Reifung von Motoneuronen und somit die spätere Willkürmotorik gesehen werden.

Dabei hat jedes Kind seinen eigenen, individuellen Zeitplan im Entwicklungsprozess. Abweichungen vom „normalen“, ärztlich und wissenschaftlich vorgegebenen Entwicklungsprozess sind völlig normal. Allerdings gibt es abweichende Muster, von denen bekannt ist, dass sie im weiteren Reifungsprozess zu Problemen führen können.

Ein besonderes Augenmerk sollte daher im ersten Lebensjahr auf den **neuromotorischen Aufrichtungsprozess** gelegt werden. Hierunter ist die selbstständige Aufrichtung des Säuglings gegen die Schwerkraft, aus der liegenden Position in den Stand, zu verstehen, die mit der Geburt beginnt.

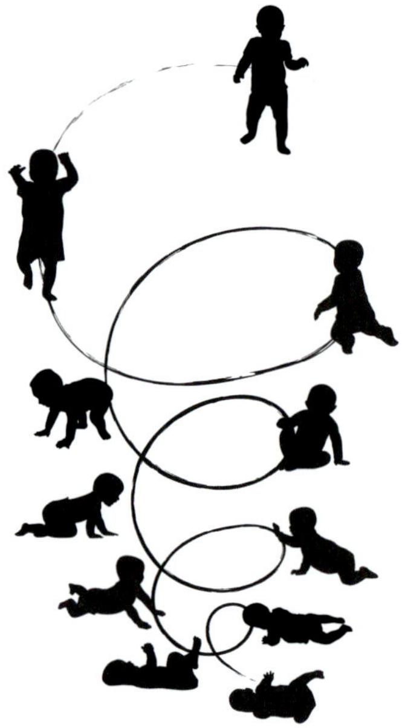

Abb. 1: Neuromotorischer Aufrichtungsprozess

Durchläuft das klinisch gesunde Kleinkind diesen Prozess ohne Störungen und mit eigenständiger Erarbeitung der einzelnen Phasen, erfolgt meistens auch die weitere Entwicklung ohne Abweichungen. Im Rahmen dieses Aufrichtungsprozesses erlernt und trainiert das Kind auch seine Sinneswahrnehmung - Sehen, Gleichgewicht und Eigenwahrnehmung - und ein ausgeglichener Muskeltonus entwickelt sich.

Das Kind schafft die Grundlagen für eine weitere, gute kindliche Entwicklung. Die anfänglich noch primitiven, subkortikalen (Hirn-)Funktionen reifen und die Vernetzung mit den kortikalen Strukturen nimmt zu. Gleichzeitig nehmen frühkindliche Reaktionen und Reflexmuster, die das anfängliche Überleben sichern, ab.

1.2 ABWEICHUNGEN IN DER ENTWICKLUNG

Abweichungen in der neuromotorischen Aufrichtung, die laut Beobachtungen aus der Praxis in der weiteren Entwicklung zu Problemen in der Motorik, Sensorik und Leistungsfähigkeit führen können, sind beispielsweise:

Dritter bis vierter Monat: Unreifer Ellbogen-Becken-Stütz und abweichende Hand-Mund-Koordination

In dieser Phase werden durch permanente Bewegungswiederholungen insbesondere die Muskeln im oberen Rumpf und im Hals-Nacken-Bereich trainiert. Nach regelmäßigem Training in den ersten drei Monaten, kann der Kopf in einer stabilen Mittelstellung gehalten werden. Der Unterarmstütz führt zu einer Öffnung und Ausreifung des Schultergelenks sowie zur Stärkung der Nacken-Schulter-Muskulatur.

Die Hände sind geöffnet. Dies bildet bereits die Grundlage für eine freie Schulterbeweglichkeit und eine gute Kraftübertragung für spätere grafomotorische Fertigkeiten wie Stifthaltung und lockere Linienführung. Durch den Beckenstütz und den damit verbundenen sensorischen Reiz auf den Unterbauch werden Verdauung und Darmreifung reguliert.

Die Extension der Wirbelsäule und die Abduktion der Hüfte werden ebenso trainiert wie die Aufrichtung der Hüfte, welche die Grundlage für späteres aufrechtes Sitzen bildet. Durch die freie Kopfbeweglichkeit werden Augenbewegungen wie isolierte Augenfolgebewegungen, Konvergenz und Divergenz trainiert und das beidäugige Sehen entwickelt sich.

Eine beispielsweise durch den Geburtsvorgang hervorgerufene geringe Kopfbeweglichkeit und Verspannungen im Nackenbereich können hier bereits zu einer eingeschränkten Blickmotorik mit ziellosen Augensprüngen und eingeschränktem beidäugigen Sehen führen.

Das Zusammenführen der Hände vor dem Gesicht und das Zusammenspiel der Füße in Bauch- und Rückenlage trainiert die Außenrotation der Beine, das Zusammenspiel der Sensomotorik sowie einen ausgewogenen Muskeltonus und damit eine physiologische Festlegung der Mittellinie des Körpers.

Fünfter bis siebter Monat: Unreifes Auge-Hand-Mund-Fuß-Zusammenspiel und abweichender Hand-Becken-Stütz

In dieser Phase werden insbesondere die tief liegende Wirbelsäulenmuskulatur, die Aufrichtung des Becken- und Schultergürtels sowie die Stützkraft der Hand trainiert.

Unreifen in diesem Bereich können mit geringer Körperspannung, Beckenfehlstellungen sowie Bein- und Fußfehlstellungen einhergehen.

Eine gute Vorbereitung für das Krabbeln und das spätere Sitzen und Gehen ist so nicht gegeben. Zudem können sich weitere unphysiologische Tonusmuster mit Verspannungen im Nacken, eingeschränkter Atmung und geringer Fingerdifferenzierung entwickeln.

Achter bis zehnter Monat: Drehen, Langsitz und Krabbeln

Diese Phase ist gekennzeichnet durch ein Training der diagonalen Muskelzüge sowie des koordinierten Zusammenspiels der rechten und linken Körperseite. Das freie Sitzen erfordert ein Zusammenspiel von Motorik, Propriozeption und Gleichgewicht und stärkt die Rückenmuskulatur bei freier Arm- und Kopfbeweglichkeit. Dies sind alles wichtige Voraussetzungen für die weitere physiologische Entwicklung und das spätere Lernen.

An dieser Stelle ist deutlich zu sehen, dass Abweichungen in der motorischen Entwicklung immer auch Auswirkungen auf das zentrale Nervensystem haben, das heißt, die Reifung weiterer Körper- und Hirnfunktionen verläuft ebenfalls abweichend (Bein-Wierzbinski, Gehring, Knopp & Sepke, 2011).

Die Autoren möchten an dieser Stelle darauf hinweisen, dass die oben genannten Auffälligkeiten nicht überbewertet werden sollten. Wie so oft ist hier ein aufmerksames Beobachten und Begleiten der kindlichen Entwicklung eine gute Wahl. Alle Eltern, Großeltern und Erzieher begleiten und fördern die Kinder in bester Absicht. Wichtig ist es uns aber, auf mögliche Anzeichen von Unreifen hinzuweisen, denn nur, was man weiß, kann man auch beobachten und bei Bedarf mit Ärzten oder Therapeuten besprechen.

Dazu ein Beispiel aus der Praxis: Ein Kind, welches beim Erlernen von Lesen und Schreiben Probleme hat, weil die Augen – trotz überprüfter Sehschärfe – kein klares Bild von den Buchstaben erzeugen, wird auf die Frage:

„Bewegen sich die Buchstaben oder werden diese immer wieder unklar?", mit Ja antworten. Voraussetzung ist, dass wir diese Frage stellen.

Wenn den Bezugspersonen diese Möglichkeit nicht bekannt ist, werden sie diese Frage nicht stellen und sich weiterhin wundern, warum das Kind Probleme beim Lesen und Schreiben hat. Ein intensives Üben und Wiederholen der Buchstaben wird hier in der Regel keine grundlegende Verbesserung bringen.

1.3 URSACHEN UND SYMPTOME

Ursachen für Entwicklungsverzögerungen können vielfältiger Natur sein. Neben organischen Störungen, die immer in die Hand von Ärzten gehören, sind in den letzten Jahren immer mehr Störungen zu beobachten, die bei organisch völlig gesunden Kindern mit normaler bis überdurchschnittlicher Intelligenz auftreten.

Diese Kinder zeigen Funktionsdefizite mit zum Teil aktiven Reflexmustern und haben Probleme mit der Informationsaufnahme und -verarbeitung (Forschungsinitiative ESF, 2017).

Die zutage tretenden Symptome reichen von LRS, Dyskalkulie, Leseschwäche über AD(H)S, Konzentrationsproblemen und Bewegungsungeschicklichkeit bis hin zu Ängsten, Schmerzen, Schwindel und vielem mehr. Allesamt Symptome, deren Ursache häufig in einer Unreife des Gehirns mit gestörter Wahrnehmung und Wahrnehmungsverarbeitung zu finden sind. Nach Meinung der Autoren sollte der Fokus nicht auf den Symptomen liegen, da diese nur das Ergebnis vorangegangener fehlerhafter Aufnahme- und Verschaltungsprozesse sind. Im schlechtesten Fall könnte dies zu einer Verstärkung des Problems führen.

Daher ist es wichtig, auf der Ebene des Nervensystems und somit vor allem der Wahrnehmungsverarbeitung zu handeln, welche die Grundlage für jegliches Funktionieren bildet.

Betrachten wir aber zunächst noch einmal die frühkindliche Entwicklung im ersten Lebensjahr. Jedes Kind lernt Gehen, Laufen, Radfahren und vieles mehr, auch wenn die Entwicklung im ersten Lebensjahr nicht nach Lehrbuch verlaufen ist. Zu beobachten ist jedoch, dass diese Kinder sich sogenannter *Kompensationen* oder *Ersatzbewegungen* bedienen.

Können Positionen nicht eingenommen werden, findet das Kind, oder, besser gesagt, das kindliche Gehirn, Wege, über unausgewogene Muskel-(Dauer-)Spannungen oder unökonomische Bewegungs- und Haltungsmuster diese muskulären Teilleistungsdefizite oder Unreifen zu kompensieren (Bein-Wierzbinski et al., 2011).

Solche Kompensationen führen aber – wie bereits erwähnt – zwangsläufig auch auf neuronaler Ebene zu Anpassungen in den Wahrnehmungssystemen. Zu nennen sind hier beispielsweise:

- Probleme bei der reflektorischen Stabilität und somit des Gleichgewichts (insbesondere vestibuläre Kerne im Hirnstamm);
- muskuläre Ansteuerungsprobleme insbesondere mit Auswirkungen auf die Feinmotorik und das ökonomische Zusammenspiel von Ober- und Unterkörper sowie der rechten und linken Körperseite (insbesondere Frontallappen und Kleinhirn);
- fehlerhafte Blickmotorik mit Bildaufnahme- und Bildverarbeitungsproblemen bis hin zum eingeschränkten binokularen Sehen (insbesondere Okzipitallappen und Frontallappen) sowie
- gestörte Eigen- und Fremdwahrnehmung mit Auswirkungen auf das Sozialverhalten (insbesondere Zwischenhirn).

Je frühzeitiger diese Unreifen in der Entwicklung erkannt werden, desto eher können weitere Kompensationen und daraus resultierende Symptome behoben oder zumindest gemindert werden. In dieser frühen Entwicklungsphase können Eltern und Bezugspersonen insbesondere für eine anregende, aber nicht reizüberladene Umgebung sorgen.

Babys und Kleinkinder benötigen hier insbesondere:

- regelmäßige und liebevolle Interaktion mit gleichbleibenden Bezugspersonen, die als Vorbild agieren;
- Körperkontakt (z. B. halten, tragen, massieren);
- Sicherheit und Motivation;
- Abwechslung;
- Raum und Zeit, Bewegungen zu üben (z. B. Krabbeldecke auf dem Boden);
- herausfordernde Bewegungsmöglichkeiten drinnen und draußen (klettern, schaukeln, rollen) und
- vielfältige Erfahrungen (kochen, backen, heimwerken, basteln, bauen).

1.4 MÖGLICHKEITEN UND CHANCEN FRÜHKINDLICHER BEWEGUNG

Kinder bewegen sich gerne und mit Freude. Wir sollten diese wunderbare Eigenschaft nutzen, denn wenn etwas Spaß macht, ist die Chance sehr groß, dass man es für immer macht. In der Kindheit werden unsere Lebensgewohnheiten geprägt, wir behalten die dort gemachten Bewegungserfahrungen im motorischen Gedächtnis.

Selbst wenn im Jugend- oder frühen Erwachsenenalter dann eine bewegungsarme Zeit durchlaufen wird, können Personen, die sich in ihrer Kindheit mit Spaß bewegt haben, dies auch im Erwachsenenalter wieder tun. Kinder benötigen dafür nicht viel, aber sie benötigen Vorbilder, die sich gemeinsam mit ihnen bewegen. Vorbilder, die selbst mit dem Rad fahren und Treppen hinaufsteigen, die über Baumstämme balancieren und die die Herausforderungen Klettergerüst, Wandertour und kleine Handwerks- und Hausarbeiten gemeinsam mit ihren Kindern meistern.

Es genügt nicht, diese Dinge und Aktionen nur anzuschauen, sondern Kinder müssen sie greifen und begreifen. Sie müssen anfassen, fühlen, riechen, schmecken, hören und sehen, um sich ein möglichst genaues Bild der Umwelt und des eigenen Körpers zu machen. Wichtig ist auch, dass Kinder den Sinn von zu erledigenden Aufgaben begreifen und diese mit Spaß und Eigeninitiative, begleitet durch die nötige Hilfe, erledigen.

Möglichst vielfältige Sinnes- und Körpererfahrungen bilden vielfältige Nervenverbindungen und somit eine gute Grundlage für die Funktionsfähigkeit des Gehirns. Zudem fördert Bewegung die Durchblutung und Stoffwechselvorgänge im Gehirn und damit Aufmerksamkeit und Konzentration.

Bei Kindern, die bereits in der frühen Kindheit Kompensationsmuster und Unreifen zeigen, können grundlegende Bewegungsübungen sowie neurozentrierte Übungen zur gezielten Aktivierung oder Hemmung von Hirnarealen deutliche Verbesserungen bewirken. Diese Aussage stellt unmissverständlich klar, dass das Gehirn und mit ihm die vielfältigen Wahrnehmungsprozesse unbedingt im Mittelpunkt aller therapeutischen und pädagogischen Bemühungen stehen müssen. Unreifen in der Entwicklung sind im Grunde Probleme der Informationsaufnahme oder deren Verarbeitung im zentralen Nervensystem, insbesondere im Gehirn.

Der Fokus auf die Bedeutung der frühkindlichen Entwicklung hat bereits die entscheidende Rolle der ersten Lebensjahre für die neuronale und kognitive Entwicklung hervorgehoben. Daher müssen gezielte Übungen konsequent darauf abzielen, nicht nur die manifesten Symptome in Form von Kompensationsmustern oder motorischen Defiziten zu adressieren, sondern auch die darunterliegenden unreifen Hirnstrukturen.

Die Herausforderung liegt natürlich in der komplexen Struktur und Funktionsweise des Gehirns selbst. Trotz dieser Komplexität eignet sich die Wahrnehmungsschulung hervorragend, um ganz grundlegend den sogenannten *Fuß in die Tür* zu bekommen und ist damit eine besonders wirksame Interventionsmöglichkeit.

Im folgenden Kapitel geht es nun um genau diese komplex strukturierte Steuerzentrale Gehirn. Neben der Anatomie und grundlegenden Funktionen des Gehirns und Nervensystems wird genauer beleuchtet, wie neurologische Unreifen und andere Herausforderungen den Alltag von Kindern beeinflussen und welche praktischen Maßnahmen ergriffen werden können, um diese Zustände zu verbessern.

2

GEHIRN UND NERVENSYSTEM

Gehirn und Nervensystem, diese essenziellen Komponenten des menschlichen Körpers, sind verantwortlich für die Informationsverarbeitung, die Steuerung von Bewegungen und die Modulation von Emotionen. Daher bilden sie die Grundlage für jegliche Art von Entwicklung und Wahrnehmung.

Ziel dieses Kapitels ist es, ein fundiertes Verständnis für die Struktur und Funktionsweise dieser neuralen Systeme zu vermitteln, die im Zentrum aller therapeutischen und pädagogischen Maßnahmen stehen sollten.

Zunächst wird die Anatomie des Gehirns vorgestellt, um ein Bild von den verschiedenen Teilen und deren spezialisierten Funktionen zu geben. Diese anatomischen Überlegungen dienen als Ausgangspunkt, um die hochkomplexen Prozesse zu erläutern, die in diesen Strukturen ablaufen.

Der zweite Schwerpunkt dieses Kapitels konzentriert sich auf die Funktionen des Gehirns und des Nervensystems sowie auf mögliche Unreifen oder Dysfunktionen.

2.1 AUFBAU UND FUNKTION DES NERVENSYSTEMS

Das Nervensystem durchzieht den gesamten Körper. Es unterteilt sich in das zentrale Nervensystem (ZNS), bestehend aus Gehirn und Rückenmark, die über den Hirnstamm miteinander verbunden sind, und das periphere Nervensystem (PNS), dessen Nervenfasern in alle Bereiche des Körpers vordringen (Beck, Anastasiadou & Meyer zu Reckendorf, 2018).

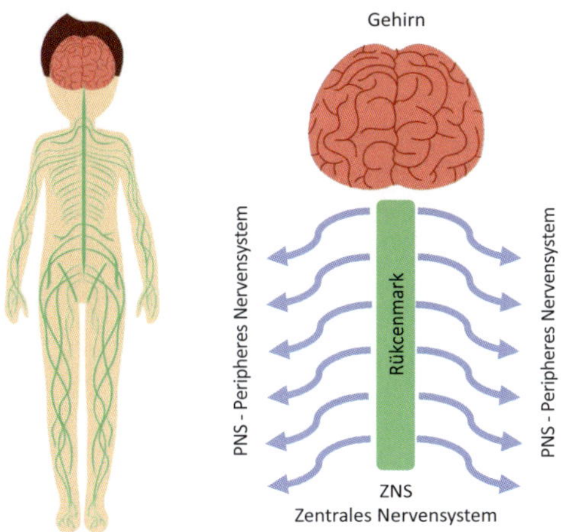

Abb. 2: Schematische Darstellung des Nervensystems

Das Nervensystem ist an ganz unterschiedlichen Aufgaben beteiligt. Während das ZNS insbesondere für die Signalweiterleitung, die angemessene Reaktion auf Reize und die bewusste und koordinierte Bewegungssteuerung zuständig ist, versorgt das PNS das Gehirn mit Informationen aus der Umwelt und dem Körperinneren und führt - aufbauend auf diesen eingehenden Informationen - die Anweisungen des Gehirns aus.

Ganz grundlegend ist das Nervensystem mit seinen vielfältigen Nervenverbindungen die Struktur, die es dem Menschen ermöglicht, Informationen aufzunehmen, weiterzuleiten und adäquat zu verarbeiten. Damit bildet es die Grundvoraussetzung für koordinierte Bewegungen und optimales Lernen.

Denn Lernen - auch Bewegungslernen - ist letztendlich nichts anderes als eine reibungslose Kommunikation zwischen Nervenzellen. Das heißt, ohne Nervenzellen und ohne deren Benutzung kann kein Lernen stattfinden.

Dabei ist das Nervensystem nicht starr oder statisch, sondern es ist ganz oft in der Lage, neue Nervenverbindungen zu bilden und alte Verbindungen wiederherzustellen. Es ist also dynamisch und passt sich situationsspezifisch an.

In der Neurowissenschaft spricht man daher von der *Neuroplastizität des Nervensystems*. Diese Plastizität ist umso größer, je jünger der Mensch ist und je besser die Rahmenbedingungen sind.

Nervensystem und Gehirn bilden somit eine Einheit. Das Nervensystem mit seinen Neuronen, Netzwerken und Rezeptoren als Kommunikator und das Gehirn als Entscheider und als Instanz, die das Überleben sichert.

Dank der modernen Hirnforschung lassen sich heute immer mehr Hirnarealen konkrete Funktionen zuordnen. Schauen wir im Folgenden gemeinsam in unsere Steuerzentrale, das Gehirn.

2.2 AUFBAU, FUNKTION UND UNREIFEN DES GEHIRNS

Das Gehirn, unsere oberste Steuerungsinstanz, ist ein wahres Wunderwerk mit vielfältigen Strukturen und Mechanismen. Um diese und ihre vielfältigen Funktionen besser zu verstehen, nehmen wir in diesem Kapitel eine eingehende Betrachtung der verschiedenen Hirnareale und -strukturen vor. Es wird auf die Anatomie, Funktion und mögliche Auswirkungen auf das Alltagsleben eingegangen, um ein vollständiges Bild der Komplexität und Vielschichtigkeit unseres Gehirns zu zeichnen.

Obwohl es anatomische Trennungen zwischen verschiedenen Hirnregionen gibt, sollte nicht vergessen werden, dass diese Regionen nicht isoliert arbeiten. Das Gehirn ist ein komplexes Netzwerk, in dem alle Bereiche interagieren und zusammenarbeiten, um Funktionen und Verhaltensweisen zu ermöglichen.

Jedoch erlauben bestimmte Verhaltensmuster und Auffälligkeiten oft Rückschlüsse auf Unreifen in spezifischen Hirnstrukturen. Dieses Wissen kann von entscheidender Bedeutung sein, um gezielte Interventionen zu planen und umzusetzen. So wird in diesem Buch die Theorie mit der Praxis verbunden, um sowohl das Verständnis der Gehirnstrukturen zu vertiefen als auch konkrete Lösungen für alltägliche Herausforderungen zu bieten.

HINWEIS: Die hier vorgestellten Methoden zur Aktivierung basieren auf Theorien, die weiterer wissenschaftlicher Untersuchung bedürfen. Dennoch haben sie sich in der praktischen Anwendung und durch die Erfahrungen der Autoren als nützliches Modell erwiesen, um ein tieferes Verständnis für die Rolle der verschiedenen Hirnstrukturen im täglichen Leben zu gewinnen.

Wie aber ist unser Gehirn aufgebaut und welche Bereiche lassen sich unterscheiden und mit alltagsrelevanten Funktionen belegen?

Grob lässt sich das Gehirn in vier große Bereiche einteilen:

1. Großhirn und Großhirnrinde (Kortex),
2. Zwischenhirn,
3. Kleinhirn und
4. Hirnstamm.

2.2.1 DAS GROSSHIRN

Das Großhirn mit seiner Großhirnrinde ist die walnussartige äußere Struktur, die aus Abbildungen bekannt ist. Das Großhirn besteht aus zwei Hirnhälften, die über einen mittleren Balken, das Corpus callosum, verbunden sind und über diesen miteinander kommunizieren. Das Großhirn lässt sich je nach Lage und Funktion in verschiedene Bereiche, sogenannte *Lappen*, untergliedern.

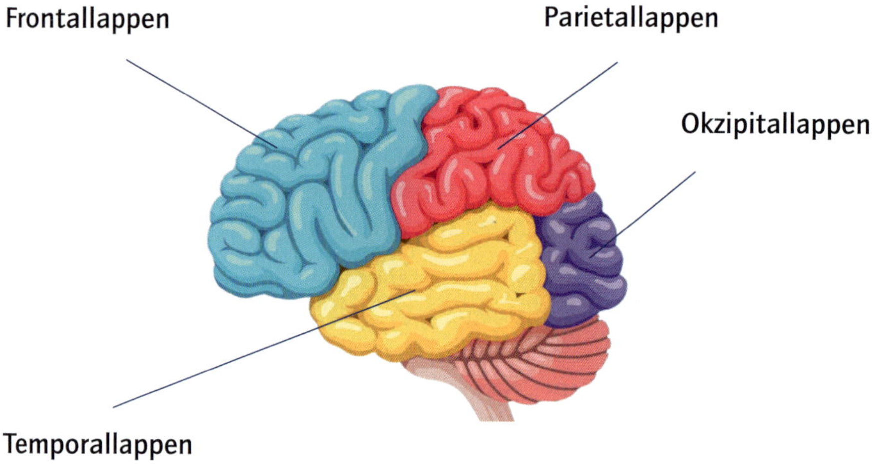

Abb. 3: Schematische Darstellung des Großhirns mit seinen Lappen (Inselrinde nicht sichtbar).

Der Frontallappen

Anatomie und Funktion

Der Frontallappen stellt einen der vier großen Lappen des zerebralen Kortex bei Säugetieren dar. Er liegt im vorderen Bereich des Gehirns und erstreckt sich direkt hinter der Stirn bis zum Parietallappen.

Dieser spezielle Bereich des Gehirns ist von fundamentaler Bedeutung für zahlreiche kognitive Prozesse und Fähigkeiten sowie Bewegung. Er steuert exekutive Funktionen, zu denen die Planung, Organisierung und Durchführung von Aufgaben und Bewegungen sowie das Problemlösen und das Kontrollieren von Impulsen gehören. Der Frontallappen beeinflusst auch die Persönlichkeit und trägt zur emotionalen Regulation und zum Sozialverhalten bei.

Auswirkungen möglicher Unreifen

Unreifen in der Entwicklung des Frontallappens können sich durch die folgenden Auswirkungen im schulischen, sportlichen und alltäglichen Kontext äußern.

Motorische Herausforderungen

Kinder mit Defiziten im Frontallappen können in der Schule und im Sport unsicher und unbeholfen wirken. Diese Einschränkungen können etwa beim Nachmachen von Turnübungen oder beim Mitspielen in Mannschaftssportarten zum Vorschein kommen.

Planungs- und Organisationsprobleme

Solche Kinder tun sich oft schwer, Hausaufgaben termingerecht zu erledigen oder den Ablauf ihres Alltags zu strukturieren. Im Sport fällt es ihnen beispielsweise schwer, komplexe Bewegungsabläufe zu verstehen oder Trainingsziele selbstständig zu verfolgen.

Emotionale Instabilität

Schwankungen im emotionalen Zustand können unvorhersehbar sein, was etwa zu plötzlichen Wutausbrüchen oder emotionalen Tiefs in der Schule oder zu Hause führen kann.

Entscheidungsfindung und Regelbefolgung

Diese Kinder neigen dazu, unüberlegt zu handeln und schnelle Belohnungen einem langfristigen Nutzen vorzuziehen. Das macht es für sie schwierig, sich an schulische Anforderungen oder sportliche Regeln zu halten.

Soziale Schwierigkeiten

Ein Mangel in der Entwicklung des Frontallappens kann auch das Sozialverhalten beeinflussen, was zu Konflikten mit Klassenkameraden oder Teammitgliedern im Sport führen kann.

Der Parietallappen

Anatomie und Funktion

Der Parietallappen, oft als „oberer Mittelteil" des Gehirns bezeichnet, befindet sich im oberen und hinteren Teil des Kopfs, direkt hinter dem Frontallappen.

Der Parietallappen dient als zentrale Verarbeitungsstelle für Empfindungen. In diesem Bereich werden Informationen wie Berührung, Temperatur und Vibration analysiert. Zudem ist er für die Interpretation räumlicher Beziehungen verantwortlich, unterstützt bei der Abschätzung von Entfernungen und trägt zur Erkennung von Objekten und deren räumlicher Platzierung bei.

Auswirkungen möglicher Unreifen

Der Parietallappen spielt eine entscheidende Rolle für die Alltagskompetenzen von Kindern. Wenn dieser Bereich des Gehirns nicht optimal entwickelt ist, können im schulischen, sportlichen und täglichen Leben diverse Probleme auftreten.

Sensibilität für Oberflächen und Temperaturen

Kinder können Schwierigkeiten haben, zwischen verschiedenen Materialien oder Wärmequellen zu unterscheiden. Dies kann sich z. B. darauf auswirken, dass Kinder Probleme haben, einen Stift zu halten und dadurch nicht richtig schreiben können.

Motorische Koordination

Im Sport oder beim Spielen können Kinder Probleme beim Verfolgen von Bällen, beim Werfen oder Fangen haben. Das kann ihre Teilhabe an Teamaktivitäten oder Sportveranstaltungen beeinträchtigen.

Orientierung

In unbekannten Räumen oder beim Wechsel von Aktivitäten kann die räumliche Orientierung erschwert sein. Das kann den Schulweg, Ausflüge oder Klassenfahrten beeinflussen.

Schulische Herausforderungen

Dieser Bereich des Gehirns ist beim Verstehen von Texten und Zahlen beteiligt. Kinder könnten deshalb Schwierigkeiten in Fächern wie Mathematik oder Lesen haben, was ihre schulische Leistung beeinträchtigen kann.

Soziale Interaktion

Eine Unterentwicklung des Parietallappens kann auch zu Missverständnissen in der Kommunikation führen, sei es durch Fehlinterpretation von Körpersprache oder räumlichen Hinweisen. Das kann soziale Aktivitäten und Beziehungen mit Gleichaltrigen komplizieren.

Der Temporallappen

Anatomie und Funktion

Der temporale Lappen erstreckt sich über den seitlichen Bereich beider Gehirnhälften, direkt unter den Schläfen. In dieser Region des Gehirns finden viele der komplexesten kognitiven Prozesse statt, die für menschliche Interaktionen und das alltägliche Leben notwendig sind.

Der temporale Lappen ist vor allem bekannt für seine zentrale Rolle in der auditiven Verarbeitung, das heißt, er ist für das Hören zuständig. Er ist aber auch maßgeblich an der Speicherung von Langzeiterinnerungen beteiligt. Zusätzlich spielt er eine entscheidende Rolle in der Verarbeitung von Semantik in Sprache und Information, in der Erkennung von Gesichtern und in der emotionalen Reaktion.

Auswirkungen möglicher Unreifen

Der Temporallappen spielt eine Schlüsselrolle in verschiedenen Aspekten des Lebens von Kindern, und seine Funktion hat direkte Auswirkungen auf schulische Leistung, sportliche Aktivitäten und soziale Interaktion.

Hörverarbeitung und Sprachverständnis

Ein Defizit in diesem Bereich kann die Fähigkeit eines Kindes, Anweisungen im Unterricht oder beim Sport zu folgen, beeinträchtigen. Das Verstehen von Gesprächen und die Teilnahme an Diskussionen könnten dadurch ebenfalls eingeschränkt sein.

Gesichtserkennung und soziale Interaktion

Schwierigkeiten bei der Interpretation von Gesichtsausdrücken können zu Missverständnissen in sozialen Situationen führen. Das kann Auswirkungen auf den Umgang mit Lehrern, Mitschülern und Freunden haben.

Sprachentwicklung

Ein nicht optimal funktionierender Temporallappen kann die sprachlichen Fähigkeiten eines Kindes in der Schule beeinträchtigen, insbesondere beim Lesen und Schreiben, aber auch in Fächern, die klare Kommunikation erfordern.

Emotionale Reaktion und Verständnis

Defizite in diesem Bereich können zu unsachgemäßem oder unvorhersehbarem Verhalten in emotional aufgeladenen Situationen führen, sei es im Klassenraum, auf dem Sportplatz oder in familiären Zusammenhängen.

Der Okzipitallappen

Anatomie und Funktion

Der Okzipitallappen befindet sich im hintersten Teil des Gehirns, direkt oberhalb des Hirnstamms. Obwohl er im Vergleich zu anderen Gehirnbereichen relativ klein ist, spielt er eine zentrale Rolle in der visuellen Verarbeitung.

Der primäre Fokus des Okzipitallappens liegt in der Verarbeitung visueller Informationen. Er empfängt und interpretiert die visuellen Daten, die von den Augen gesendet werden, und ist daher für das Sehen verantwortlich. Innerhalb dieses Lappens werden Farben, Formen und Bewegungen erkannt und interpretiert, um ein kohärentes Bild der Umgebung zu erzeugen.

Auswirkungen möglicher Unreifen

Der Okzipitallappen ist der zentrale Schaltplatz für visuelle Wahrnehmung und Verarbeitung, und seine Leistung kann weitreichende Auswirkungen in verschiedenen Lebensbereichen haben.

Visuelle Orientierung und Navigation

Ein unzureichend funktionierender Okzipitallappen kann dazu führen, dass Kinder Schwierigkeiten haben, sich räumlich zurechtzufinden. Das könnte zum Beispiel Auswirkungen auf die Sicherheit beim Überqueren einer Straße oder bei der Teilnahme an Mannschaftssportarten haben.

Form- und Farberkennung

Probleme in diesem Bereich können dazu führen, dass Kinder Schwierigkeiten bei der Unterscheidung und Identifikation von Buchstaben, Zahlen, Objekten im Klassenraum oder auf dem Sportfeld haben. Dies könnte die Leistung in der Schule und beim Sport beeinträchtigen.

Lesen und Schreiben

Schwächen in der visuellen Verarbeitung können zu Lese- und Schreibproblemen führen, die sich negativ auf die schulische Leistung in nahezu allen Fächern auswirken können.

Hand-Auge-Koordination

Ein Defizit in der visuellen Wahrnehmung kann sich in einer schlechteren Hand-Auge-Koordination manifestieren, die für Aktivitäten wie Zeichnen, Ballspiele und sogar alltägliche Aufgaben wie das Binden von Schnürsenkeln wichtig ist.

Die Inselrinde

Anatomie und Funktion

Die Inselrinde, auch bekannt als **Insula**, ist ein Teil der Großhirnrinde und liegt tief im Sulcus lateralis, versteckt unter den Lappen des Frontal-, Parietal- und Temporallappens. Sie ist in beiden Gehirnhälften zu finden und stellt eine eigenständige Region innerhalb des zerebralen Kortex dar.

Die Inselrinde ist an einer Vielzahl von Funktionen beteiligt, die häufig mit emotionalen und sensorischen Prozessen in Verbindung stehen.

Interozeptive Wahrnehmung

Sie spielt eine wichtige Rolle bei der Wahrnehmung interner Körpersignale, wie zum Beispiel Herzschlag oder Hunger.

Emotionale Regulation

Die Insula ist eng mit emotionalen Reaktionen und der Verarbeitung von Empfindungen wie Schmerz, Liebe oder Ekel verbunden.

Soziale Emotionen

Sie trägt zum Verständnis und zur Empfindung von Empathie, Scham und anderen sozialen Emotionen bei.

Geschmack und Geruch

Die Inselrinde ist am Geschmacks- und Geruchssinn beteiligt, indem sie sensorische Informationen aus der Zunge und der Nase verarbeitet.

Auswirkungen möglicher Unreifen

Die Inselrinde spielt eine Schlüsselrolle in der emotionalen und sensorischen Verarbeitung und kann in verschiedenen Kontexten wie Schule, Sport und Alltag eine wichtige Rolle spielen.

Empathiefähigkeit

Ein nicht optimal entwickelter Bereich der Inselrinde kann dazu führen, dass Kinder Schwierigkeiten haben, soziale Signale zu interpretieren. Das kann in der Schule zu Missverständnissen mit Lehrern und Mitschülern führen und den Aufbau von Freundschaften erschweren.

Körperbewusstsein

Unreifen in diesem Bereich können dazu führen, dass Kinder weniger sensibel auf Signale wie Hunger oder Müdigkeit reagieren, was sich in mangelnder Konzentration im Unterricht oder reduzierter Leistung im Sport äußern könnte.

Geschmacks- und Geruchswahrnehmung

Probleme können sich in einer eingeschränkten Bereitschaft äußern, neue Lebensmittel zu probieren oder unangenehme Gerüche zu meiden.

Emotionale Regulation

Die mangelnde Fähigkeit zur emotionalen Selbstregulation kann sich in impulsiven Reaktionen oder Stimmungsschwankungen äußern. Dies kann sich nicht nur in der Interaktion mit Gleichaltrigen, sondern auch in der Reaktion auf Erfolg oder Misserfolg im Sport oder in der schulischen Leistung manifestieren.

2.2.2 DAS ZWISCHENHIRN

In diesem Kapitel widmen wir uns dem Zwischenhirn, einer Schlüsselkomponente des Gehirns, die eine Vielzahl wichtiger Funktionen beherbergt. Besonderes Augenmerk liegt dabei auf dem Hippokampus und der Amygdala, zwei bedeutsamen Strukturen des Zwischenhirns, die jeweils eigene, aber auch miteinander verknüpfte Funktionen haben.

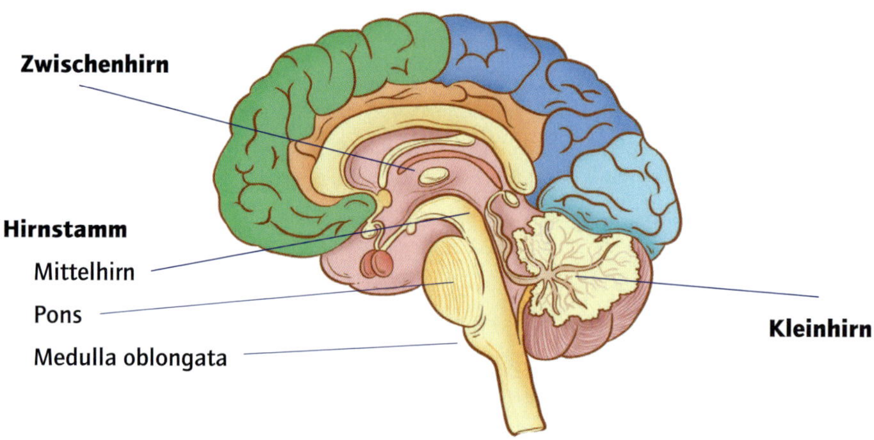

Abb. 4: Schematische Darstellung von Zwischenhirn, Hirnstamm und Kleinhirn

Der Hippokampus ist vor allem für Lern- und Gedächtnisprozesse zuständig, während die Amygdala eine zentrale Rolle bei der emotionalen Verarbeitung spielt. Im Verlauf dieses Kapitels werden die anatomischen und funktionalen Aspekte dieser beiden Hirnregionen ausführlich erläutert. Zudem wird untersucht, welche praktischen Auswirkungen mögliche Unreifen oder Defizite in diesen Bereichen auf den Alltag und die Schule haben können.

Ziel ist es, ein tiefgehendes Verständnis für die komplexen Funktionen des Zwischenhirns und seine Relevanz in unserem täglichen Leben zu entwickeln.

Hippokampus

Anatomie und Funktion

Der Hippokampus, ein integraler Bestandteil des limbischen Systems, ist tief im medialen Temporallappen beider Gehirnhälften verankert. Seine einzigartige, gekrümmte Form hat ihm den Namen verliehen, der sich von den griechischen Wörtern für „Pferd" und „Seemonster" ableitet, aufgrund seiner Ähnlichkeit mit einem Seepferdchen.

Dieses spezialisierte Gebiet des Gehirns hat Kernkompetenzen, die sowohl in der kognitiven als auch in der emotionalen Sphäre liegen. Zentrale Aufgaben sind die Bildung und der Abruf von Erinnerungen. Darüber hinaus spielt der Hippokampus eine wesentliche Rolle bei der räumlichen Navigation, unterstützt durch spezialisierte „Ortszellen". Emotionale Verarbeitung und Stressregulation sind ebenfalls wichtige Funktionen, an denen dieser Hirnbereich maßgeblich beteiligt ist.

Auswirkungen möglicher Unreifen

Ein suboptimal funktionierender Hippokampus kann in verschiedenen Alltagsbereichen wie Schule, Sport und sozialem Umfeld zu Problemen führen.

Einschränkungen im Gedächtnis

Schwierigkeiten beim Erinnern an Fakten oder Abläufe können die schulische Leistung beeinträchtigen, etwa bei Tests oder beim Befolgen komplexer Anweisungen in Sportübungen.

Räumliche Orientierung

Ein Mangel in diesem Bereich kann dazu führen, dass Kinder in neuen Umgebungen, etwa bei Klassenfahrten oder Sportveranstaltungen, leicht die Orientierung verlieren.

Anfälligkeit für Stress

Eine höhere Sensibilität für stressige Situationen kann die Leistung in der Schule und im Sport negativ beeinflussen und zu erhöhtem Druck oder Angstgefühlen führen.

Soziale und emotionale Herausforderungen

Unausgereifte emotionale Verarbeitungsmöglichkeiten können die Fähigkeit des Kindes beeinträchtigen, in der Schule und im Freizeitbereich soziale Interaktionen zu pflegen.

Amygdala

Anatomie und Funktion

Die Amygdala, oft als **Mandelkern** bezeichnet, ist eine mandelförmige Ansammlung von Neuronen im vorderen Bereich des Temporallappens. Sie liegt tief im Gehirn und ist Teil des limbischen Systems, welches für viele emotionale und motivationale Prozesse zuständig ist.

Die Amygdala hat zentrale Funktionen, insbesondere in Bezug auf Emotionen und das Gedächtnis.

Emotionale Reaktionen

Sie spielt eine entscheidende Rolle bei der Verarbeitung und Interpretation emotionaler Reaktionen, insbesondere von Angst und Bedrohungen.

Gedächtniskonsolidierung

Die Amygdala hilft, emotionale Ereignisse im Gedächtnis zu festigen, wodurch sie länger in Erinnerung bleiben.

Soziale Interaktionen

Sie trägt zur Verarbeitung sozialer Informationen bei und hilft, soziale Signale wie Mimik oder Körperhaltung zu interpretieren.

Stressreaktion

Die Amygdala ist an der Aktivierung von Stressreaktionen beteiligt und beeinflusst, wie Individuen auf Bedrohungen oder stressige Situationen reagieren.

Auswirkungen möglicher Unreifen

Eine nicht optimal funktionierende Amygdala kann weitreichende Auswirkungen auf das tägliche Leben von Kindern haben, insbesondere in der Schule, im Sport und im sozialen Umfeld.

Emotionale Reaktionen

Ein Mangel in diesem Bereich kann dazu führen, dass Kinder in der Schule oder während sportlicher Aktivitäten Schwierigkeiten haben, ihre Emotionen angemessen zu regulieren. Dies kann sich in übermäßigen Wutausbrüchen oder in einem Mangel an Begeisterung und Motivation äußern.

Umgang mit Ängsten

Wenn die Amygdala nicht optimal funktioniert, kann das Kind übermäßig ängstlich in neuen oder herausfordernden Situationen sein. Das kann den Schulerfolg beeinträchtigen und die Teilnahme an Sport oder anderen sozialen Aktivitäten erschweren.

Soziale Interaktion

Probleme in der Amygdala können das soziale Lernen beeinträchtigen, was bedeutet, dass das Kind Schwierigkeiten haben kann, die Emotionen anderer richtig zu interpretieren oder soziale Regeln und Normen zu verstehen. Dies kann zu Missverständnissen und Konflikten mit Gleichaltrigen und Erwachsenen führen.

2.2.3 DAS KLEINHIRN

Das Kleinhirn, bekannt als **Cerebellum**, befindet sich im hinteren Bereich des Gehirns, direkt unter dem Okzipitallappen und hinter dem Hirnstamm. Es zeichnet sich durch eine stark gefaltete Oberfläche aus, die es ermöglicht, eine große Anzahl von Neuronen auf kleinem Raum unterzubringen.

Die Hauptfunktionen des Kleinhirns drehen sich um motorische Kontrolle und Koordination. Es spielt eine entscheidende Rolle bei der Feinabstimmung motorischer Aktivitäten, bei der Körperhaltung, bei der Gewährleistung des Gleichgewichts und bei der Koordination willkürlicher Bewegungen. Über diese motorischen Funktionen hinaus legt aktuelle Forschung (Van Overwalle et al., 2020) nahe, dass das Kleinhirn auch eine Rolle in der Kognition, Aufmerksamkeit und emotionalen Regulierung spielt.

Auswirkungen möglicher Unreifen

Defizite oder Unreifen des Kleinhirns können eine Reihe von Herausforderungen für Kinder im Alltag, in der Schule und im Sport darstellen.

Bewegungsstörungen

Kinder mit Defiziten im Kleinhirn können Schwierigkeiten haben, präzise Bewegungen auszuführen, was sich in der Schule beim Schreiben oder Zeichnen äußern kann. Im Sport können sie als ungeschickt oder tollpatschig wahrgenommen werden.

Balanceprobleme

Ein unsicherer Gang oder ein erhöhtes Stolperrisiko kann in sportlichen Aktivitäten wie Laufen, Springen oder Ballspielen hinderlich sein. Das kann sich auch im Alltag manifestieren, etwa beim Gehen auf unebenen Oberflächen.

Ataxische Symptome

Diese unkoordinierten Bewegungen können das Kind im Sportunterricht benachteiligen, besonders bei Sportarten, die schnelle und präzise Bewegungen erfordern.

Motorische Entwicklungsverzögerungen

Ein späterer Beginn von Fähigkeiten wie Krabbeln oder Laufen kann Auswirkungen auf die soziale Integration und die Teilnahme an sportlichen Aktivitäten haben.

Sprachliche Schwierigkeiten

Probleme bei der Aussprache können in der Schule zu Kommunikationsbarrieren führen, die die schulische und soziale Entwicklung beeinträchtigen.

Schwierigkeiten bei Augenbewegungen: Probleme bei der Augenkoordination können das Lesen erschweren und so die schulische Leistung negativ beeinflussen.

Kognitive Herausforderungen

Konzentrationsprobleme können sich in der Schule durch eine verminderte Aufmerksamkeitsspanne und Schwierigkeiten bei Tests und Hausaufgaben zeigen.

Feinmotorische Herausforderungen

Aktivitäten, die eine hohe Hand-Auge-Koordination erfordern, wie das Basteln in der Schule oder das Fangen eines Balls im Sport, können problematisch sein.

2.2.4 DER HIRNSTAMM

In diesem Kapitel konzentrieren wir uns auf den Hirnstamm, der in die drei Hauptbereiche Mittelhirn, Pons und Medulla oblongata gegliedert ist.

Der Hirnstamm spielt eine zentrale Rolle bei der Steuerung autonomer und überlebenswichtiger Körperfunktionen wie Atmung und Blutdruck. Im weiteren Verlauf werden sowohl die anatomischen als auch die funktionalen Eigenschaften dieser Bereiche ausführlich dargestellt. Darüber hinaus wird der Blick auf mögliche Auswirkungen von Unreifen oder Defiziten in diesen Hirnregionen gerichtet, insbesondere im Hinblick auf Alltag und Schule. Ziel ist es, ein umfassendes Verständnis für die Bedeutung des Hirnstamms in verschiedenen Lebensbereichen zu schaffen.

Das Mesencephalon (Mittelhirn)

Anatomie und Funktion

Das Mesencephalon, auch als **Mittelhirn** bekannt, ist ein integraler Bestandteil des Hirnstamms und dient als Bindeglied zwischen dem Diencephalon (Zwischenhirn) und dem Pons. Es nimmt eine zentrale Rolle in verschiedenen neurologischen Funktionen ein.

Einerseits ist es für die sensorische Verarbeitung verantwortlich: Der obere Hügel (Colliculus superior) leitet visuelle Informationen, während der untere Hügel (Colliculus inferior) für die auditiven Daten zuständig ist. Andererseits spielt es eine wichtige Rolle in der Motorik, mit Strukturen wie der Substantia nigra und dem roten Kern (Nucleus ruber), die an der Koordination von Bewegungen beteiligt sind.

Zusätzlich reguliert das aufsteigende retikuläre Aktivierungssystem (ARAS) im Mittelhirn den Bewusstseinszustand und ist entscheidend für die Aufmerksamkeit. Schließlich ist auch das periaquäduktale Grau im Mittelhirn an der Schmerzmodulation beteiligt.

Auswirkungen möglicher Unreifen

Defizite im Mesencephalon können sich im Alltag von Kindern auf vielfältige Weise bemerkbar machen.

Probleme in der Schule

Eine gestörte sensorische Verarbeitung kann dazu führen, dass Kinder Schwierigkeiten haben, den Anweisungen der Lehrpersonen zu folgen oder visuelle Lernmaterialien wie Tafelbilder und Handouts zu verstehen. Des Weiteren haben Kinder oft Schwierigkeiten bei der Verarbeitung und Umsetzung von auditiven Anweisungen. Dies könnte ihre schulische Leistung beeinträchtigen.

Sportliche Herausforderungen

Koordinationsprobleme können sich als Ungeschicklichkeit in Sportarten wie Fußball oder Basketball äußern. Kinder können zum Beispiel Probleme haben, einen Ball gezielt zu werfen oder zu fangen, was zu Frustration und verminderter Teilnahme an Sportaktivitäten führen kann.

Konzentrationsprobleme

Schwierigkeiten bei der Aufmerksamkeitsregulation können sich als übermäßige Müdigkeit oder sogar als extreme Wachsamkeit manifestieren. Diese Zustände können die Konzentration in der Schule und bei anderen alltäglichen Aktivitäten beeinträchtigen.

Schmerzempfindlichkeit im Alltag

Ein gestörtes Schmerzmanagement kann dazu führen, dass Kinder entweder überempfindlich auf Schmerzen reagieren oder ungewöhnlich hohe Schmerztoleranzen haben. Dies kann die Teilnahme an physischen Aktivitäten beeinflussen und sogar medizinische Diagnosen erschweren.

Der Pons

Anatomie und Funktion

Der Pons, oft als „Brücke" des Gehirns bezeichnet, ist ein zentraler Bestandteil des Hirnstamms und liegt zwischen dem Mittelhirn und der Medulla oblongata. Er fungiert als Verbindungsglied zwischen diesen beiden Hirnregionen sowie zwischen dem Großhirn und dem Kleinhirn, wodurch er eine essenzielle Rolle in der Kommunikation verschiedener Hirnregionen spielt.

Innerhalb des Pons sind spezielle Zentren für die Atemregulierung lokalisiert, die den Atemrhythmus an die jeweilige Körpersituation anpassen. Zudem durchziehen Nervenbahnen den Pons, die Informationen aus verschiedenen Gehirnregionen aufnehmen und an andere Körperteile weiterleiten. Er beeinflusst außerdem den Schlafzyklus und ist speziell für den Übergang zum REM-Schlaf verantwortlich, in dem die meisten Träume auftreten.

Spezifische Kerngebiete der Hirnnerven im Pons steuern die Gesichtsempfindungen und -bewegungen. Darüber hinaus interagiert der Pons mit dem Kleinhirn, um die Körperhaltung und Balance zu regulieren, wobei er bei der Koordination von Bewegungen und dem Bewahren des Gleichgewichts hilft.

Auswirkungen möglicher Unreifen

Mögliche Defizite oder Unreife des Pons können sich im Alltag eines Kindes in vielfältiger Weise bemerkbar machen.

Atembeschwerden

Im Sportunterricht oder beim Spielen könnten Kinder Atemprobleme haben, etwa weil ihr Atemrhythmus unregelmäßig ist, was die körperliche Leistung beeinträchtigen kann.

Schlafprobleme

Schwierigkeiten beim Erreichen des REM-Schlafs können zu Schlafmangel und somit zu Konzentrationsschwierigkeiten in der Schule führen.

Gesichtsausdruck und Empfindung

Ein unkoordinierter Gesichtsausdruck oder Empfindungsstörungen im Gesicht können soziale Interaktionen erschweren, beispielsweise das Verstehen nonverbaler Signale in der Kommunikation mit Gleichaltrigen.

Haltungs- und Gleichgewichtsprobleme

Kinder können Schwierigkeiten haben, ihre Körperhaltung zu kontrollieren, was sich in der Unfähigkeit äußern könnte, still zu sitzen oder das Gleichgewicht beim Sport oder Spiel zu halten.

Die Medulla oblongata

Anatomie und Funktion

Die **Medulla oblongata**, oft einfach als **Medulla** bezeichnet, ist der unterste Teil des Hirnstamms. Sie liegt zwischen dem Pons und dem Rückenmark und spielt eine entscheidende Rolle bei der Verbindung des Gehirns mit dem Rückenmark und bei der Steuerung zahlreicher autonomer Körperfunktionen.

Die Medulla oblongata ist für die Regulation mehrerer lebenswichtiger Prozesse verantwortlich. Hierzu gehören die Atemzentren, die die Atemfrequenz und -tiefe, je nach Kohlendioxid- und Sauerstoffgehalt im Blut, steuern. Ebenso beherbergt sie die kardiovaskulären Zentren, die die Herzfrequenz regulieren und für die Erweiterung und Verengung von Blutgefäßen sorgen, wodurch sie eine Schlüsselrolle bei der Blutdruckregulation spielt.

Darüber hinaus enthält die Medulla Reflexzentren für das Schlucken, Erbrechen, Niesen und Husten und ist für die Übertragung von sensorischen und motorischen

Signalen zwischen Gehirn und Rückenmark verantwortlich. Ein weiterer bedeutender Aspekt ihrer Funktion ist die Regulierung des Muskeltonus und der Körperhaltung.

Auswirkungen möglicher Unreifen

Defizite oder Unreife in der Medulla oblongata können sich in der alltäglichen Erfahrung eines Kindes wie folgt manifestieren.

Atemschwierigkeiten

Im Sportunterricht oder bei körperlichen Aktivitäten können Kinder mit Medulla-Problemen schnell außer Atem kommen oder Atemmuster zeigen, die zu Pausen oder Unterbrechungen führen.

Herz-Kreislauf-Beschwerden

Herzrhythmusstörungen oder Blutdruckprobleme können nicht nur die sportliche Leistungsfähigkeit beeinträchtigen, sondern auch Stress oder Angst in der Schule erhöhen.

Essens- und Verdauungsprobleme

Schwierigkeiten beim Schlucken oder Verdauen können die Nahrungsaufnahme beeinträchtigen und zu Konzentrationsproblemen im Unterricht führen, da das Kind möglicherweise nicht ausreichend genährt ist.

Sensorisch-motorische Herausforderungen

Probleme bei der Weiterleitung von sensorischen Informationen oder bei der Koordination von Bewegungen können sich in Schwierigkeiten beim Schreiben, Zeichnen oder bei anderen feinmotorischen Aktivitäten äußern.

Probleme mit der Körperhaltung

Ein instabiler Muskeltonus kann das Gleichgewicht des Kindes beeinträchtigen, was zu Unsicherheiten beim Laufen, Springen oder sogar beim Sitzen im Klassenzimmer führen kann.

Nachdem nun die einzelnen Hirnareale sowie die potenziellen Unreifen und ihre Auswirkungen detailliert erläutert wurden, fokussiert sich das dritte Kapitel auf die grundlegenden Mechanismen und Prozesse, die das funktionelle Zusammenspiel der verschiedenen Hirnregionen erst ermöglichen. Dadurch soll ein ganzheitliches Verständnis für die praktische Arbeitsweise des Gehirns vermittelt werden.

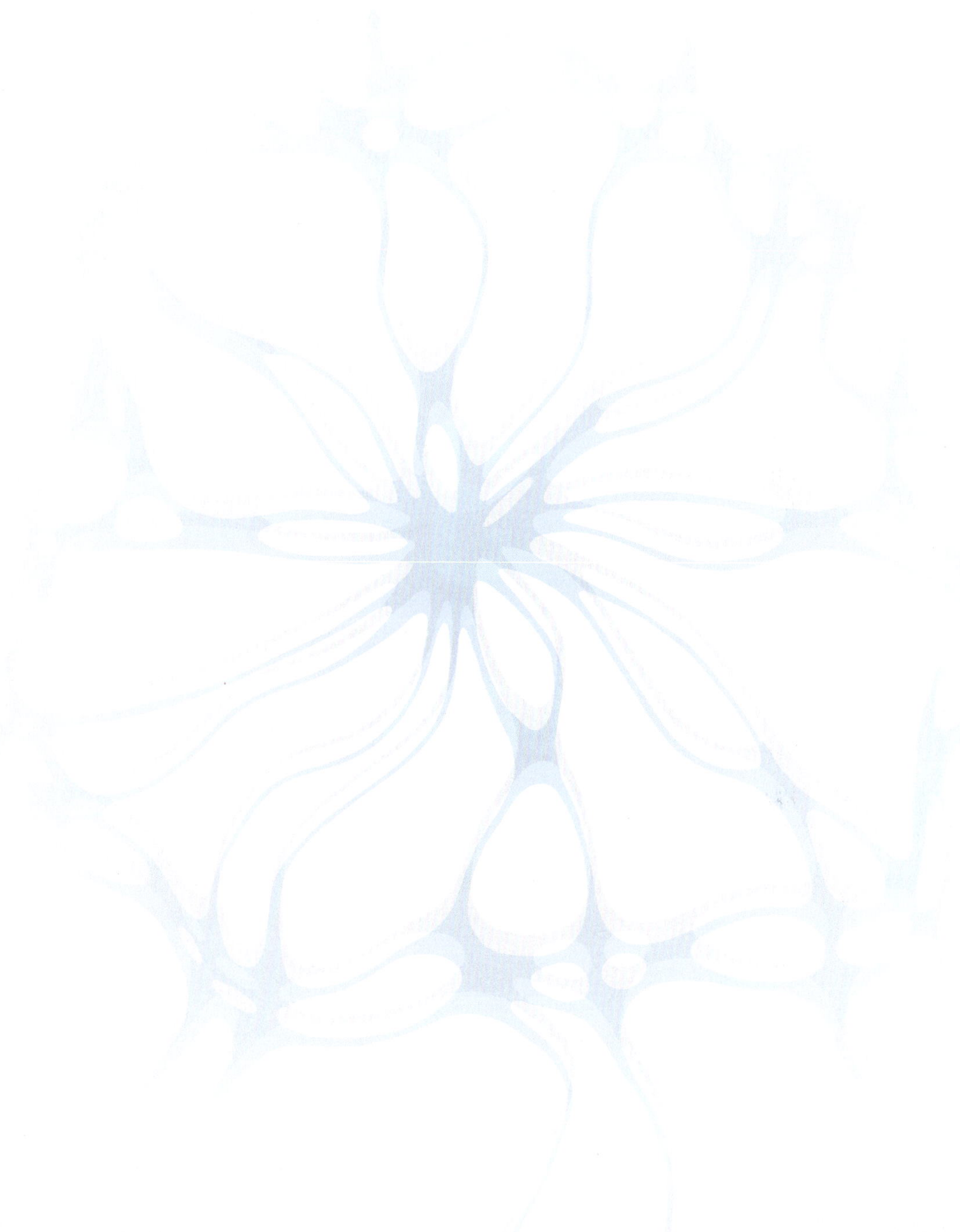

3

BRAIN BASICS

Ziel dieses Kapitels ist es, die grundlegenden Mechanismen und Prozesse für ein leistungsfähiges Gehirn so greifbar wie möglich zu machen, um eine praktische Anwendung im Alltag, in der Schule und im Sport zu ermöglichen. Es wird erläutert, warum das Training von Atmung und der Wahrnehmungssysteme absolut elementar ist und wie das Gehirn Informationen aufnimmt, verarbeitet und schließlich in Handlungen umsetzt.

3.1 ENERGIE UND AKTIVIERUNG

Ausreichend Energie und Aktivierung sind die absolut essenziellen Voraussetzungen für die Funktionsfähigkeit des Gehirns und Nervensystems. Ohne Energie steht alles still. Es ist nicht möglich, zu lernen, sich sportlich zu betätigen oder sich zu konzentrieren. In diesem Kontext zeigt sich, dass das Training oder Üben von verschiedenen Fähigkeiten ohne die nötige Energieversorgung wenig effektiv sein wird.

Die Energie beziehen das Nervensystem und der Körper aus zwei Hauptquellen: Nahrung und Sauerstoff. Während das Thema Ernährung an sich sehr komplex und individuell ist und man darüber ein eigenes Buch schreiben könnte, ist es für den praktischen Fokus dieses Buchs eher sekundär.

Es soll jedoch betont werden, dass eine schlechte Ernährung, die reich an hoch verarbeiteten Lebensmitteln und Zucker ist, signifikant negative Auswirkungen auf das Nervensystem haben kann. Oft kann schon durch die Umstellung auf eine ausgewogene, nährstoffreiche Kost eine spürbare Verbesserung erzielt werden.

Das Hauptaugenmerk dieses Buchs liegt auf der Energiequelle Sauerstoff. Ein Mensch kann theoretisch Wochen ohne Nahrung und Tage ohne Wasser überleben, aber wie lange ohne Sauerstoff? Die Antwort ist einfach: nicht lange. Sauerstoff ist das Lebenselixier unserer Zellen, insbesondere der Nervenzellen.

Daher legt dieses Buch auch großen Wert auf die Anwendung von Atemübungen, um die Energieversorgung und damit die Leistungsfähigkeit des Nervensystems optimal zu gestalten. Die Atmung sollte bei auffälligen Unreifen des Gehirns immer vorrangig beachtet werden.

Die andere Grundvoraussetzung für ein optimales Funktionieren des Nervensystems liegt – wie bereits mehrfach erwähnt – im Bereich der Aktivierung. Genau wie ein Muskel, der nicht trainiert wird, kann auch das Nervensystem verkümmern, wenn es nicht regelmäßig stimuliert oder aktiviert wird. Daher ist es von entscheidender Bedeutung, das Nervensystem auf vielfältige Weise und frühzeitig zu fordern.

Eine der primären Methoden zur Stimulation des Nervensystems haben wir schon erwähnt, die Bewegung. Wenn man sich einmal die Lebewesen auf diesem Planeten genau ansieht, die sich von einem Ort zum anderen bewegen können, stellt man fest, dass sie alle über ein funktionierendes Nervensystem verfügen. Bewegung ist also ein grundlegender Überlebensmechanismus, der uns nicht nur ermöglicht, Nahrung zu finden, sondern auch vor potenziellen Gefahren zu fliehen oder diese abzuwehren.

Neben der Bewegung gibt es weitere Systeme, die unser Gehirn aktivieren können. Hier spielt insbesondere die Verarbeitung von sensorischen Informationen eine Rolle. Meist denkt man dabei an die fünf Hauptsinne: Sehen, Hören, Riechen, Schmecken und Tasten. Oftmals übersehen werden jedoch weitere essenzielle Sinne wie das vestibuläre System (Gleichgewicht), die Propriozeption (Wahrnehmung der Körperposition) und die Interozeption (Wahrnehmung der inneren Zustände des Körpers).

Alle diese Sinne sind für die Aktivierung des Nervensystems ungemein wichtig und sollten daher trainiert werden. In diesem Buch konzentrieren wir uns auf drei Schlüsselsinne, die im Sport, für den Alltag und die schulische Entwicklung von größter Bedeutung sind: das visuelle System, das vestibuläre System und die Propriozeption.

Wir halten noch einmal die drei wichtigen Schlüsselfaktoren fest:

1. Schaffung und Aufrechterhaltung der energetischen Voraussetzungen, denn ohne Energie ist keine Funktion möglich.
2. Zielgerichtete Stimulation des Nervensystems durch sensorische Informationen, um gesund zu bleiben.
3. Insbesondere das visuelle System, das vestibuläre System und die Propriozeption sind in diesem Kontext für das hier behandelte Themenspektrum essenziell.

3.2 INPUT, INTERPRETATION UND OUTPUT

Im vorherigen Kapitel wurde bereits darauf hingewiesen, dass die Sinnesorgane die nötige Aktivierung liefern, um das Gehirn gesund und aktiv zu halten. In diesem Kapitel wird erörtert, welchem praktischen Zweck dies dient.

Zunächst stellt sich die Frage, warum das Gehirn überhaupt auf die sensorischen Informationen der Sinnesorgane angewiesen ist. Die Antwort ist einfach: Diese Informationen sind unerlässlich, um uns in verschiedenen Situationen richtig zu verhalten und effektiv mit unserer Umgebung zu interagieren.

Die Sinne sind für das Gehirn sozusagen das Fenster zur Welt und sie bieten dem Gehirn die Grundlage für Entscheidungen darüber, wie am besten mit einer gegebenen äußeren Situation umgegangen werden sollte.

Dabei arbeitet das Nervensystem nach einem einfachen, aber wirkungsvollen Prinzip: Input – Interpretation – Output. In diesem Dreischritt nehmen die Sinnesorgane zunächst Informationen aus der Umgebung auf: Input. Diese Informationen werden dann vom Gehirn analysiert und interpretiert: Interpretation. Basierend auf dieser Interpretation werden schließlich Handlungen eingeleitet: Output, um die Situation bestmöglich zu bewältigen.

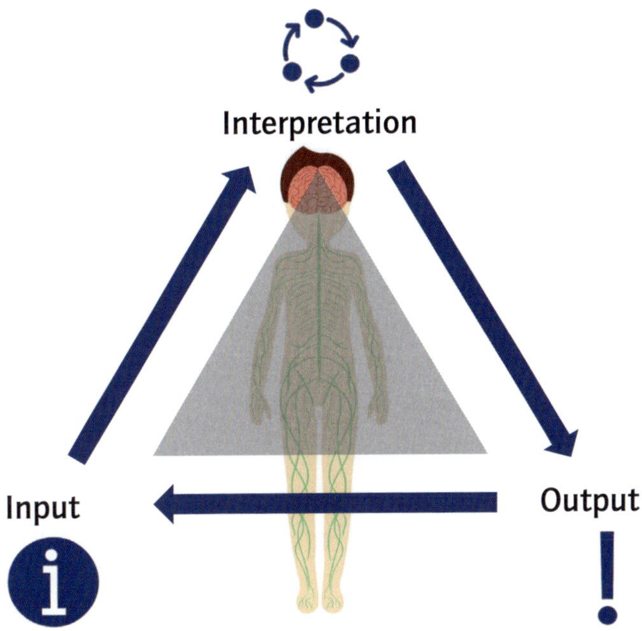

Abb. 5: Input – Interpretation – Output

Die Teilschritte dieses Prozesses werden im Folgenden genauer dargestellt und es wird erläutert, wie dieser Ablauf im Alltag schiefgehen kann, etwa durch falsche Interpretationen oder unpassende Reaktionen. Dadurch soll ein besseres Verständnis dafür entwickelt werden, wie wichtig die korrekte Funktion der Sinnesorgane und eine effiziente Informationsverarbeitung für unseren Alltag ist.

Input

Der erste wichtige Schritt für ein funktionierendes Nervensystem ist der **Input**, also die Aufnahme von Informationen von den verschiedenen Sinnesorganen. Es ist entscheidend, jedes dieser Inputsysteme auf seine Funktionalität zu prüfen. Der Grund dafür ist, dass Informationsverlust oder fehlerhafte Informationen die erste Fehlerquelle für unerwünschte Entscheidungen und Handlungen darstellen. Das gilt für den Sport, im Alltag und in der Schule. Nur wenn die Qualität der Informationen optimal ist, kann ein bestmögliches Ergebnis im weiteren Verlauf der Informationsverarbeitung erzielt werden.

Leider werden in Bezug auf die Atmung sowie das visuelle, vestibuläre und propriozeptive System oft keine spezifischen Screenings und Testungen durchgeführt. Dies ist bedenklich, da Defizite in diesen Bereichen häufig die Ursache für Probleme sein können, die scheinbar nichts mit diesen Systemen zu tun haben. So können etwa Schwierigkeiten in der Schule, im sozialen Umfeld oder generell im Sport auf eine ineffiziente Verarbeitung von sensorischen Informationen zurückgeführt werden.

Infolgedessen sollten die Inputsysteme die erste Station für jegliche Interventionen sein. Nur wenn diese korrekt funktionieren, kann das Nervensystem adäquat reagieren und die optimale Basis für Verhaltensänderungen und Lernprozesse schaffen.

Interpretation

Nachdem die Inputsysteme die notwendigen Informationen aufgenommen haben, ist der nächste Schritt, diese Informationen möglichst fehlerfrei zum Gehirn zu transportieren. Dies geschieht je nach sensorischem System über periphere Nerven und das Rückenmark. Es sollte jedoch beachtet werden, dass die Kommunikation von Nerv zu Nerv nicht immer fehlerfrei ist.

Fehler in dieser Übertragung können dazu führen, dass die ursprüngliche Information bis zum Eintreffen im Gehirn verändert wird oder im schlimmsten Fall gar nicht dort eintrifft. Einmal im Gehirn angekommen, werden die Informationen auf ihre Relevanz und Wichtigkeit geprüft und an die zuständigen Strukturen weitergeleitet.

Diese Strukturen interpretieren, bisherige Erfahrungen einbezogen, die Informationen und leiten daraus die erforderlichen Handlungen ab. Allerdings kann dieser Interpretationsprozess ebenfalls fehlerhaft sein.

Wenn die ursprünglichen Informationen anders verstanden werden, als sie tatsächlich gemeint waren, resultiert dies in einer unangemessenen oder ineffizienten Handlung. Solche Fehlinterpretationen sind besonders wahrscheinlich, wenn das Gehirn in seinen verschiedenen Bereichen nicht voll funktionsfähig ist.

Von Geburt an ist die wiederholte Aktivierung der neuronalen Pfade von entscheidender Bedeutung. Diese Netzwerke gleichen einem viel begangenen Waldweg. Wenn der Weg nur gelegentlich beschritten wird, wächst er schnell zu und wird unpassierbar. Bei regelmäßiger Begehung bleibt der Weg jedoch klar und gut nutzbar.

Eine Vorgeschichte von traumatischen Geburtsprozessen, Stürzen und Verletzungen, wie beispielsweise Gehirnerschütterungen oder Schleudertraumata, die nicht oder unvollständig ausgeheilt wurden, kann ebenfalls zu Fehlinterpretationen beitragen.

Darüber hinaus kann auch ein Mangel an Energie zu einer ungenauen oder falschen Interpretation der sensorischen Daten führen, welches die zentrale Bedeutung einer effizienten Atmung in diesem Kontext erneut unterstreicht.

Output

Nachdem die Informationen durch die Sinnesorgane erfasst, über periphere Nerven und das Rückenmark weitergeleitet und im Gehirn interpretiert wurden, folgt der letzte Schritt dieses Prozesses: der **Output**. Der Output ist das Endergebnis dieses komplexen Systems und wird auf der Grundlage der qualitativen Informationen, der effizienten Reizweiterleitung und der Interpretationsfähigkeit des Gehirns kreiert.

Je nach Qualität dieser vorhergehenden Prozesse kann der Output sich in einer Vielzahl von körperlichen, kognitiven und psychischen Faktoren manifestieren. Im Wesentlichen lassen sich diese Outputs in zwei Kategorien einteilen: leistungsorientierte und defizitäre Outputs.

Leistungsorientierte Outputs sind positive Manifestationen und können sich in Form von guter Konzentration, hoher Aufmerksamkeit, Kraft, Ausdauer, ausgezeichneter Koordination und Beweglichkeit äußern. Diese Faktoren sind meist ein Zeichen dafür, dass das Nervensystem effizient arbeitet und die Informationen präzise interpretiert werden.

Im Gegensatz dazu stehen die **defizitären** Outputs, die in der Regel als problematisch oder störend betrachtet werden. Sie können sich durch Unkonzentriertheit, Müdigkeit, Verspannungen, Schmerzen, Nervosität und Anzeichen von ADHS manifestieren. Weitere Merkmale können Unbeweglichkeit, Tollpatschigkeit oder Aggressivität sein. Diese defizitären Outputs sind oft ein Zeichen dafür, dass irgendwo im Prozess der Informationsverarbeitung, -weiterleitung oder -interpretation ein Defizit vorliegt.

Die große Herausforderung in der heutigen Zeit und in der Zukunft besteht darin, relevante Informationen korrekt aus der Umgebung und unserem Körper aufzunehmen, präzise zu verarbeiten und angemessen darauf zu reagieren. So entsteht im Laufe des Lebens eine Art neuronales und neuromuskuläres Gedächtnis, welches neue Reize unmittelbar einsortiert und bewertet. Der daraus resultierende Output kann aber, wie ausführlich dargestellt, immer nur so gut sein, wie diese Prozesswege funktionieren und wie genau unser inneres Bild ist.

Nachdem wir die Komplexität des Nervensystems und den Prozess von Input über Interpretation bis zum Output detailliert betrachtet haben, ist es an der Zeit, unseren Blickwinkel zu erweitern und praktische Anwendungen zu erforschen. Dabei gilt es, einen häufigen Fehler zu vermeiden: den Fokus ausschließlich auf die Outputs zu legen.

In vielen Anwendungen, sei es in der Medizin, im Sport oder im Bildungsbereich, liegt der Schwerpunkt oft auf den endgültigen Outputs wie biomechanische Bewegungsperfektion, Kraft, Konzentration oder emotionales Wohlbefinden. Wie wir jedoch gelernt haben, ist der Output nur die Spitze des Eisbergs.

Die eigentlichen Ursachen für sowohl leistungsorientierte als auch defizitäre Outputs liegen in den vorherigen Prozessschritten, bei den Inputsystemen und der Interpretation der Informationen im Gehirn. Wenn diese Prozesse nicht korrekt funktionieren, wird auch der Output darunter leiden.

Im nächsten Kapitel werden wir deshalb darauf eingehen, wie diese komplexen, aber fundamentalen Prinzipien in konkrete, alltagstaugliche Anwendungen umgesetzt werden können.

3.3 VON DER NEUROANATOMIE IN DIE PRAXIS

Wenn nun aufgrund der vorherigen Informationen über das Gehirn und dessen Funktionen der Verdacht aufgekommen ist, dass bei einem Kind bestimmte Gehirnregionen und infolgedessen spezielle Aufnahme- und Verarbeitungsprozesse nicht optimal funktionieren, stellt sich die Frage:

Wie kann man diese Erkenntnisse nutzen?

Hier stellt uns die Komplexität des Gehirns vor eine signifikante Herausforderung. Während es möglich ist, bestimmte Dysfunktionen bestimmten Gehirnbereichen zuzuordnen, arbeitet das Gehirn nie isoliert in getrennten Regionen. Es funktioniert immer als ein vernetztes System, in dem verschiedene Bereiche in ständigem Dialog miteinander stehen.

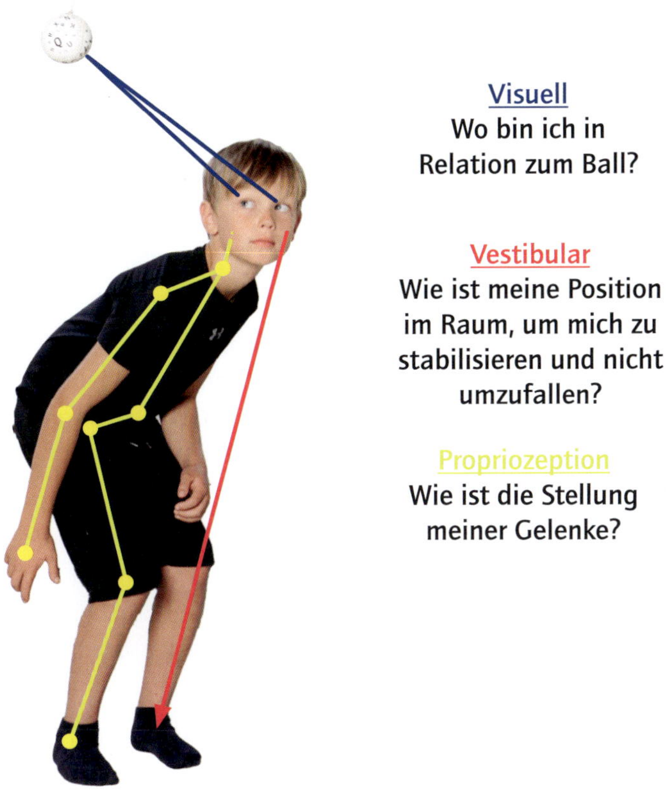

Abb. 6: Zusammenspiel von Sensorik und Motorik

So sind auch in der kindlichen Entwicklung alle Sinne miteinander verknüpft und agieren zu einem Großteil gemeinschaftlich. Dennoch hat jeder Sinn und jeder Gehirnbereich seine Besonderheiten und kann mit unterschiedlichen Übungen fokussiert werden.

Wenn wir wissen, wie unsere Sinneswahrnehmung grundlegend funktioniert und welche dieser Funktionen welche Gehirnregionen besonders aktivieren, können wir diesen Input gezielt nutzen.

Dabei ist es uns wichtig, zu erwähnen, dass das folgende Konzept mit den nach Gehirnregionen zugewiesenen Übungen nicht als strikte Anleitung verstanden werden sollte, die sich nur auf diese einzige Hirnregion konzentriert. Stattdessen ist es ein Leitfaden, der hilft, Übungen für einen bestimmten Bereich zu strukturieren, mit dem Bewusstsein, dass bei diesen Aktivitäten immer auch andere Hirnregionen beteiligt sind, da das Gehirn als Ganzes arbeitet.

Das ist wiederum sinnvoll, da angrenzende und überlappende Hirnregionen sich immer gegenseitig stimulieren. Sollte somit in einer Hirnregion ein Defizit vorliegen, kann auch die Aktivierung der Nachbarregion zu Verbesserungen in dem anderen Hirnbereich führen.

Die Übungen in den kommenden Kapiteln sind prinzipiell für Kinder gedacht und können in vielen Fällen hilfreich sein. Es ist jedoch wichtig, zu verstehen, dass diese nicht für jedes Kind universell wirksam sind. Dies liegt daran, dass die Effizienz einer Übung stark davon abhängt, wie gut das individuelle Nervensystem des Kindes den Reiz verarbeitet.

Interventionen, Trainingssessions und Therapien konzentrieren sich oft darauf, spezifische Übungen für bestimmte Probleme anzuwenden. Das ist nicht grundsätzlich falsch, aber die Wirkung einer Übung kann von Kind zu Kind variieren. Manche Kinder könnten positiv auf die Übung reagieren, während sie bei anderen möglicherweise weniger effektiv oder sogar kontraproduktiv ist.

Um die am besten geeigneten Übungen für ein Kind zu identifizieren, können einfache Tests zur Beweglichkeit oder Kraft vor und nach einer Neuroübung durchgeführt werden. Da diese Test-Übung-Retest-Sequenz in der Praxis mit jüngeren Kindern nicht immer umsetzbar ist, können alternativ aufmerksame Beobachtungen oder spielerische Nachfolgeaktivitäten aufschlussreich sein.

Oft äußern Kinder auch intuitiv, wie sie sich bei einer bestimmten Übung fühlen, was es ermöglicht, die Übung entsprechend anzupassen. So können wir die Reaktionsfähigkeit des Nervensystems auf individueller Ebene besser verstehen und die Übungsintensität entsprechend anpassen.

Zielsetzung der beiden folgenden Kapitel ist es, die Atmung als Energielieferanten des Gehirns sowie die wichtigsten Wahrnehmungssysteme zu beleuchten. Auf dieser Grundlage und der bereits dargestellten Neuroanatomie stellen wir dann vielfältige Neuroübungen zur Aktivierung dysfunktionaler Systeme und Hirnregionen vor.

4

ATMUNG – DIE ENERGETISCHE GRUNDLAGE

In der heutigen schnelllebigen und technologiegetriebenen Welt stehen viele Kinder und Jugendliche vor Herausforderungen, wenn es um Konzentration und Aufmerksamkeit geht. Die zunehmende Verbreitung von Problemen, wie ADHS (Aufmerksamkeitsdefizit-Hyperaktivitätsstörung), motorische Defizite und Konzentrationsstörungen, hat bei Eltern, Lehrern, Trainern und Betreuern Besorgnis ausgelöst.

Doch ein oft übersehenes, dennoch kraftvolles Werkzeug zur Bewältigung dieser Herausforderungen liegt gänzlich in uns selbst - unsere Atmung! Unsere Atmung ist weit mehr als der simple Mechanismus des Ein- und Ausatmens. Die Atmung ist eine lebenswichtige Funktion, die sowohl mit unserer physischen als auch mit unserer neurologischen Gesundheit eng verknüpft ist.

In diesem Kapitel werden die Rolle der Atmung in Bezug auf Konzentration, Aufmerksamkeit und neurologische Funktionen bei Kindern und Jugendlichen besprochen. In Kap. 4.1 werden wir uns der Biologie des Atmens widmen. Dabei wird beleuchtet, wie Organe, Gewebe und Zellen im Körper kooperieren, um den Atemprozess zu ermöglichen. Dieses Kapitel bietet eine Einführung in die physiologischen und anatomischen Aspekte, die der Atmung zugrunde liegen.

Das darauf folgende Kap. 4.2 untersucht die komplizierte Beziehung zwischen Atmung und Gehirnfunktion. Abseits der Grundfunktion, den Körper mit Sauerstoff zu versorgen, spielt die Atmung eine Schlüsselrolle in der emotionalen Regulation, in kognitiven Prozessen und sogar im Stoffwechsel.

Zusammengenommen vermittelt dieses Kapitel ein grundlegendes Verständnis zum Thema Atmung und ihre Bedeutung als multifunktionaler Prozess, der sowohl den physischen als auch den mentalen Zustand beeinflusst.

4.1 ANATOMIE UND PHYSIOLOGIE

Das Atmungssystem ist ein komplexes Netzwerk, das aus verschiedenen Strukturen besteht. Angefangen bei der Nase und dem Mund, durch die die Luft eindringt, folgt der Rachen (Pharynx), der sowohl den oberen als auch den unteren Atemweg verbindet.

Der Kehlkopf (Larynx) fungiert als Schutzmechanismus und Ventil für die Luft, die in die Luftröhre (Trachea) eintritt. Die Trachea teilt sich in zwei Hauptbronchien auf, die sich weiter in die Lungen verzweigen. In den Lungen findet der Gasaustausch in Millionen von winzigen Lungenbläschen, den sogenannten *Alveolen*, statt, die von Kapillaren umgeben sind. Das Zwerchfell, der wichtigste Atemmuskel unterhalb der Lunge, steuert die Bewegung der Lungen beim Atmen.

Physiologisch gesehen, ist der Atmungsprozess ein aktiver Vorgang, der durch das Zwerchfell und die Interkostalmuskulatur gesteuert wird. Bei der Einatmung zieht sich das Zwerchfell zusammen und erzeugt einen Unterdruck im Brustraum, der Luft in die Lungen saugt. Bei der Ausatmung entspannt sich das Zwerchfell, und die Lunge zieht sich zusammen, um die verbrauchte Luft auszustoßen. Dieser Prozess ist für den Gasaustausch von Sauerstoff und Kohlendioxid zwischen dem Körper und der Umgebung unerlässlich.

4.2 ZUSAMMENHANG ZWISCHEN ATMUNG UND NEUROLOGIE

Ein zentraler Punkt ist die Rolle der Atmung in der Regulation des autonomen Nervensystems, das unter anderem für Stressreaktionen verantwortlich ist. Eine flache, schnelle Atmung aktiviert den Sympathikus, den „Kampf-oder-Flucht"-Teil des Nervensystems, während eine tiefe, langsame Atmung den Parasympathikus, den „Ruhe-und-Verdauungs"-Modus, fördert. Dabei ist zu erwähnen, dass weder das eine gut noch das andere schlecht ist und die Atmung immer der Situation bzw. den äußeren Umständen angepasst werden sollte.

Manche Situationen, wie z. B. intensive körperliche Aktivitäten, erfordern eine schnellere Atmung, während Ruhe und Lernphasen in der Schule eine eher langsame, entspannte Atmung benötigen. Die Problematik besteht darin, dass die Atmung nicht immer optimal auf die äußeren Situationen angepasst ist, sodass viele Kinder in einem dauerhaften Atemmuster „feststecken".

Aber wie viele Atemzüge pro Minute sind gut? Durch die sehr oft zu beobachtende, geringe CO_2-Toleranz, atmen Kinder meistens zu schnell, das heißt, nicht mehr 10-12-mal pro Minute, sondern 17-20-mal und mehr. So ist eine optimale Sauerstoffversorgung nicht möglich und die Kinder sind schon grundlegend deutlich stressanfälliger als mit einer guten Atmung.

Die autonomen Atemmuster haben nicht nur Auswirkungen auf den emotionalen Zustand, sondern auch auf kognitive Funktionen wie Aufmerksamkeit und Gedächtnis. Zudem kann die Art der Atmung die Durchblutung des Gehirns beeinflussen. Ein gut durchblutetes Gehirn ist besser mit Nährstoffen und Sauerstoff versorgt, was für optimale kognitive Funktionen entscheidend ist.

Besonders bei Kindern kann eine unzureichende Sauerstoffversorgung das Lernen und die Konzentrationsfähigkeit negativ beeinflussen. Es gibt auch wachsende Hinweise (Fuller & Mitchell, 2016) darauf, dass Atemübungen und eine bewusste

Kontrolle der Atmung die Neuroplastizität fördern können, die Fähigkeit des Gehirns, sich neu zu organisieren und neue neuronale Verbindungen zu bilden. Diese Aspekte sind entscheidend für die Entwicklung und das Lernen bei Kindern.

Schließlich spielt die Atmung auch bei der emotionalen Regulation eine Rolle. Unregelmäßige oder flache Atmung kann zu Angstzuständen und Stress führen, was wiederum kognitive Funktionen beeinträchtigen kann. Im Gegensatz dazu kann eine bewusste, tiefe Atmung dabei helfen, den emotionalen Zustand zu stabilisieren und das allgemeine Wohlgefühl zu verbessern.

Insgesamt sind die Wechselwirkungen zwischen Atmung und neurologischen Funktionen komplex, aber entscheidend für die körperliche und mentale Gesundheit. Bei Kindern, die sich noch in wichtigen Entwicklungsphasen befinden, kann das Verständnis dieser Zusammenhänge besonders wertvoll sein, um ihnen zu helfen, ihr volles kognitives, emotionales und körperliches Potenzial auszuschöpfen.

4.3 ATEMMUSTER

Die Atmung ist ein dynamischer und komplexer Prozess, der durch sichtbare Körperbewegungen manifestiert wird. Um diese Bewegungen zu ermöglichen, sind unterschiedliche Muskelgruppen im Einsatz. Die Atmung ist daher nicht nur das Ein- und Ausatmen von Luft, sondern eine komplexe Koordination verschiedener Atemmuskeln.

Durch das muskuläre Zusammenspiel und die entsprechenden notwendigen neurologischen Ansteuerungsprozesse ergeben sich verschiedene Atemmuster, die sich von außen beobachten lassen. Das wohl bekannteste Atemmuster ist die **diaphragmatische Atmung**, auch Bauchatmung genannt. Sie gilt als die effizienteste Form der Atmung.

Sie fördert die Sauerstoffaufnahme und -verteilung im Körper und wirkt sich positiv auf das parasympathische Nervensystem aus, das für Entspannung und Erholung zuständig ist. Kinder, die diese Form der Atmung praktizieren, können eine bessere Konzentration und Stressresistenz erfahren.

Im Gegensatz dazu steht die **thorakale oder Brustatmung**, die als weniger effizient gilt. Sie ist oft mit Stress und Anspannung verknüpft und führt dazu, dass nur der obere Teil der Lunge genutzt wird. Dies reduziert die Sauerstoffversorgung der Körperzellen und kann bei Kindern zu erhöhter Stressanfälligkeit und Angstzuständen führen.

Darüber hinaus gibt es noch weitere Atemmuster wie die **oberflächliche Atmung und die Hyperventilation**, die jeweils ihre eigenen Herausforderungen mit sich bringen, insbesondere in Bezug auf die Stressresistenz und die allgemeine Gesundheit.

Ein weiteres wichtiges Thema ist die **Mundatmung**, die bei vielen Kindern, bedingt durch unterschiedliche Faktoren, wie schlechte Ernährung, falsche Zungenposition und häufige Erkrankungen der Nebenhöhlen sowie Allergien vorkommt.

Die Mundatmung kann verschiedene gesundheitliche Probleme verursachen, wie eine verminderte Fähigkeit zur Filterung und Erwärmung der eingeatmeten Luft sowie einen verringerten Spiegel an Stickstoffmonoxid, welches die Blutgefäße erweitert und die Sauerstoffaufnahme verbessert. Die Anfälligkeit für Infektionen im Mund- und Rachenbereich kann ebenfalls erhöht sein.

Die **Nasenatmung** hingegen bietet zahlreiche Vorteile, darunter die effizientere Filterung und Erwärmung der Luft sowie die Produktion von Stickstoffmonoxid, das die Durchblutung fördert. Durch die effizientere Nutzung des Zwerchfells wird auch die Sauerstoffaufnahme verbessert. Daher sollte gerade bei Kindern die Nasenatmung gefördert werden, um ihre körperliche und emotionale Gesundheit zu unterstützen.

4.4 AUSWIRKUNGEN DES LEBENSSTILS AUF DIE ATMUNG

Der rasante Fortschritt der Technologie formt unsere Gewohnheiten und damit unsere moderne Lebensweise. Das Dilemma besteht darin, dass unsere physische und psychische Konstitution nicht für diese Art von Lebensstil ausgelegt ist, was zu erheblichen gesundheitlichen Problemen führen kann, wenn wir nicht entsprechende Gegenmaßnahmen ergreifen. Insbesondere die Funktion unserer Atmung wird durch diese Lebensumstände beeinflusst.

Die prägnantesten Aspekte, die den modernen Lebensstil kennzeichnen, umfassen ein Leben, das hauptsächlich im Sitzen verbracht wird, damit einhergehend ein Mangel an körperlicher Aktivität und eine oft unausgewogene Ernährung. Nicht zu vergessen ist die durch modische Trends beeinflusste Wahl enger Kleidung, die ebenfalls signifikant die Qualität der Atmung beeinträchtigt. Im Detail zählen folgende Faktoren dazu.

Eine sitzende Lebensweise: Der moderne Lebensstil ist durch langes Sitzen geprägt, sei es in der Schule, im Büro oder vor dem Computer. Dies fördert eine schlechte, oft leicht nach vorne gebeugte Körperhaltung, die die Atmung beeinträchtigen kann.

Schlechte Ernährung: Der weit verbreitete Konsum von hoch verarbeiteten und häufig breiigen Lebensmitteln, reich an Zucker und Fetten, führt nicht nur zu Entzündungen und Übergewicht, sondern verändert auch die Art der Atmung.

Eingeschränkte Körperbewegung: Mangelnde körperliche Aktivität trägt zu einer Vielzahl von Gesundheitsproblemen bei, einschließlich der Atmungsfunktion.

Enge Kleidung: Modische, aber enge Kleidungsstücke können die natürliche Bauchatmung behindern und somit die Effizienz der Atmung beeinträchtigen.

Kinder sind besonders anfällig für die negativen Auswirkungen eines solchen Lebensstils, da ihr Körper und ihr Atmungssystem noch in der Entwicklung ist. Ein ineffizientes Atmungssystem kann zu einer Reihe von Problemen führen:

Entwicklungsverzögerungen: Eine unzureichende Sauerstoffversorgung kann die körperliche und kognitive Entwicklung beeinträchtigen.

Konzentrationsschwierigkeiten: Atemprobleme können die Konzentration und schulische Leistung negativ beeinflussen.

Gesundheitsprobleme im späteren Leben: Eine schlechte Atmungsfunktion in der Kindheit kann das Risiko für chronische Erkrankungen im Erwachsenenalter erhöhen.

Emotionale und Verhaltensprobleme: Ein ineffizientes Atmungssystem kann Stress und Angstzustände verstärken, was wiederum zu emotionalen und Verhaltensproblemen führen kann.

Da die Atmung eine Schlüsselrolle für die Gesamtgesundheit spielt, ist es von größter Bedeutung, bereits in der Kindheit eine bewusste Aufmerksamkeit für dieses wichtige physiologische System zu schaffen. Dazu stellen wir im Folgenden zunächst zwei Testungen zur Feststellung der aktuellen körperlichen Verfassung der Kinder vor. Anschließend folgen verschiedene Atemübungen, die problemlos in jeden Tagesablauf integriert werden können.

4.5 TESTUNGEN

Die Testungen sollten in einer möglichst entspannten Atmosphäre durchgeführt werden. In der Familie können die Tests auch gemeinsam mit Eltern und Kindern durchgeführt und verglichen werden. Dies erleichtert den Einstieg und die Implementierung von Atemübungen in den Alltag.

LUFT ANHALTEN

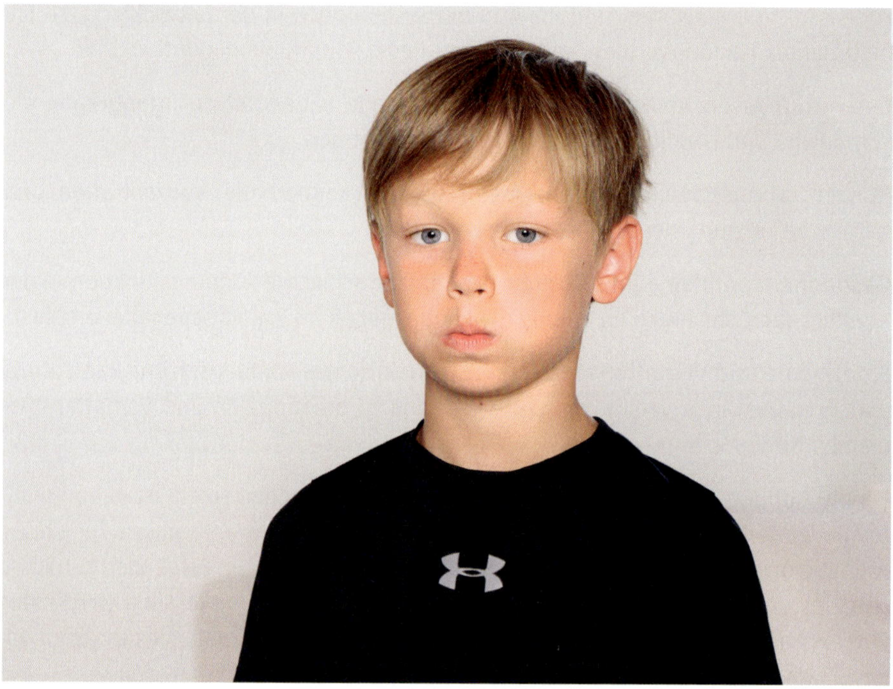

Ausgangsstellung

Das Kind und ein Erwachsener sitzen oder stehen sich aufrecht gegenüber. Die Stoppuhrfunktion eines Handys wird benötigt. Die folgenden Übungen a) und b) werden nacheinander mit einer kurzen Pause (15-60 Sekunden) zwischen den Übungen durchgeführt.

Übungsbeschreibung

Übung a) Luft anhalten in Fülle: Das Kind atmet tief durch die Nase ein und hält dann so lange wie möglich die Luft an, dabei hält es die Nase zu. Es wird die Zeit gestoppt, bis das Kind das Bedürfnis verspürt, wieder auszuatmen (Mund). Diese Zeit wird notiert.

Übung b) Luft anhalten in Leere: Das Kind atmet komplett aus und hält dann die Luft an, dabei hält es die Nase zu. Wieder wird die Zeit gestoppt, bis das Kind das Bedürfnis verspürt, wieder einzuatmen (Mund). Diese Zeit wird ebenfalls notiert.

Beobachtungen und Ziel

Die ermittelten Werte geben einen objektiven Richtwert, der über die aktuelle körperliche Verfassung des Kindes Auskunft gibt und sich bei wiederholter Durchführung vergleichen lässt. Der Test kann auch als Übung durchgeführt werden, wodurch langfristig eine verbesserte Sauerstoffversorgung durch Erhöhung der CO_2-Toleranz ermöglicht wird.

Hintergrund (Nestor, 2021)

CO_2 reguliert unsere Einatmung und wird für den Transport des Sauerstoffs in die verschiedenen Körperregionen und Zellen benötigt. Ein höherer CO_2-Gehalt im Blut hilft dabei, den Sauerstoff besser von den roten Blutkörperchen, den Transport-„Wagen", zu lösen, damit dieser den Zellen im Körper zur Verfügung steht. Zudem weitet CO_2 die Blutgefäße und sorgt damit ebenfalls für eine bessere Versorgung der Zellen mit Sauerstoff.

HINWEIS: Es ist wichtig zu beachten, dass schlechte Ernährung und Schlafmangel direkte, kurzfristige Auswirkungen auf die Atmung haben können. Ein hoher Zuckerkonsum oder der Verzehr schwer verdaulicher Lebensmittel kann die Atmungsfrequenz und -tiefe beeinträchtigen. Gleichzeitig kann Schlafentzug zu einer erhöhten Produktion von Stresshormonen führen, die die Atmung beeinflussen. Diese Faktoren können somit die Ergebnisse eines Atemtests negativ beeinflussen und sollten daher vor der Durchführung eines solchen Tests berücksichtigt werden.

BAUCH- UND/ODER BRUSTATMUNG

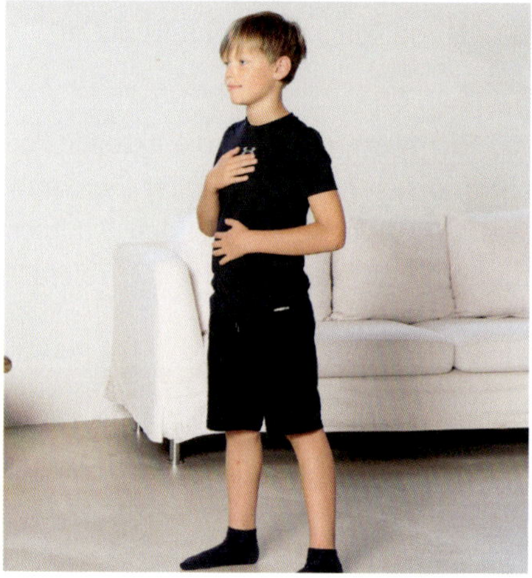

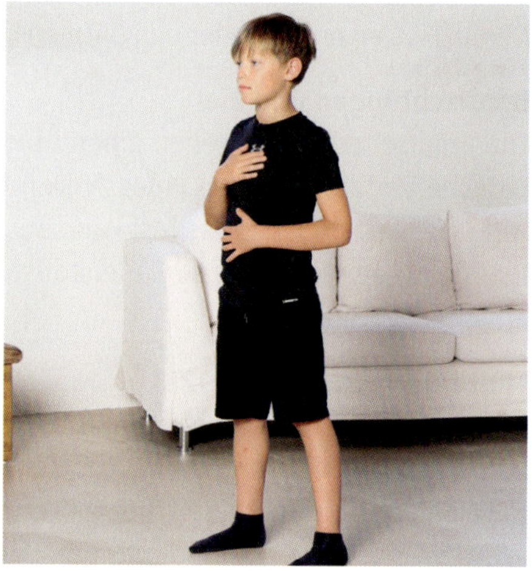

Ausgangsstellung

Aufrechter Stand mit einer Hand auf dem Bauch und einer auf der Brust.

Übungsbeschreibung

Das Kind atmet zunächst einige Mal in seinem normalen Atemmuster. Der Erwachsene beobachtet die Handbewegungen.

Beobachtungen

- Welche Hand bewegt sich zuerst bei der Einatmung?
- Bewegen sich beide Hände oder nur eine Hand?

Ziel

Im optimalen Fall sollte sich bei der Einatmung zunächst die Hand auf dem Bauch und im letzten Drittel der Einatmung die Hand auf der Brust heben. In diesem Fall führt das Kind eine korrekte Bauchatmung durch. Wenn sich die Hand auf der Brust zuerst oder ausschließlich hebt, zeigt dies eine vorwiegende Brustatmung an, die in der Regel weniger effizient ist. In diesem Fall soll sich das Kind nur auf die Hand auf dem Bauch konzentrieren und versuchen, diese zuerst zu bewegen.

Atemtools

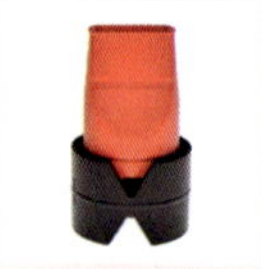

Um das Thema Atmung auch für Kinder spannender zu machen, ist der Einsatz von kleinen Tools, die ein direktes Feedback geben, oft sehr hilfreich.

4.6 ATEMÜBUNGEN

LUFT RAUS!

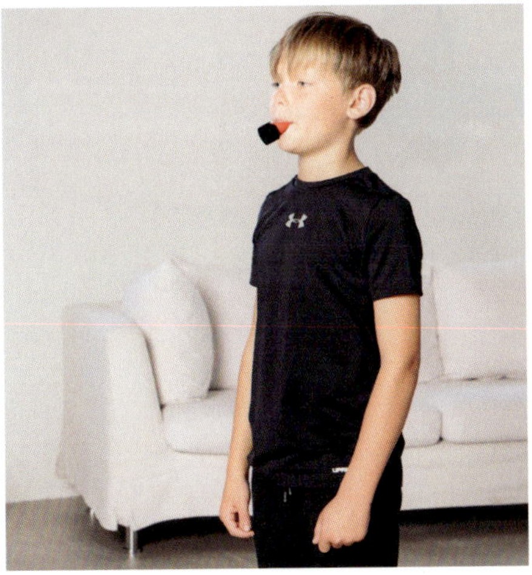

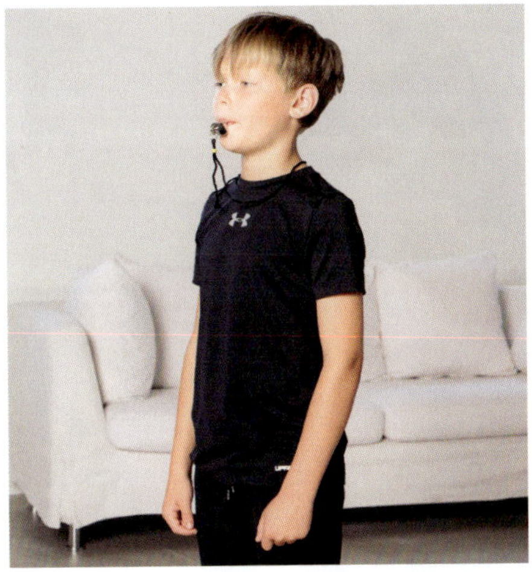

Ausgangsstellung
Aufrechter Stand mit einem Atemtrainer oder einer Trillerpfeife locker zwischen den Lippen.

Übungsbeschreibung
Das Kind atmet durch die Nase ein und dann möglichst lange durch den Atemtrainer oder die Trillerpfeife aus. Diese Zeit wird gestoppt und kann bei den folgenden Übungstagen als Vergleichswert dienen.

Ziel
Eine lange Ausatmung aktiviert unseren Parasympathikus und führt dadurch zur Entspannung oder auch zur Reduzierung von Anspannungen und Nervosität bei Prüfungen. Zudem kann sich das Zwerchfell besser entspannen, wodurch es zu einer tieferen Atmung mit besserer Sauerstoffversorgung und einer Regulation des Magen-Darm-Trakts kommen kann.

TISCHFUSSBALL

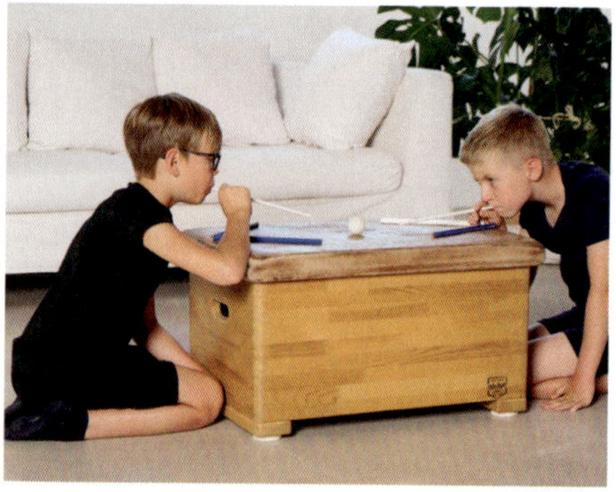

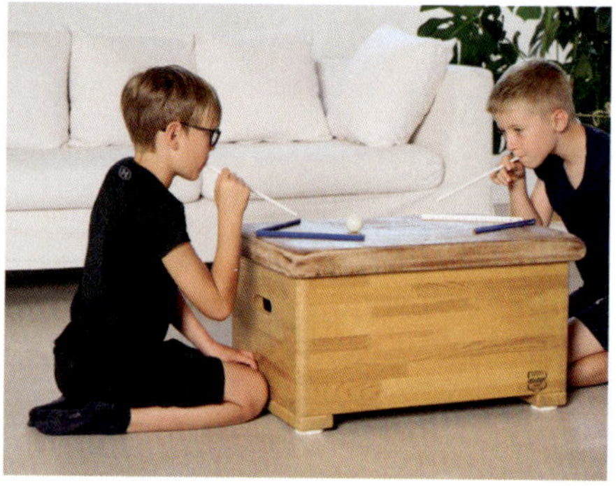

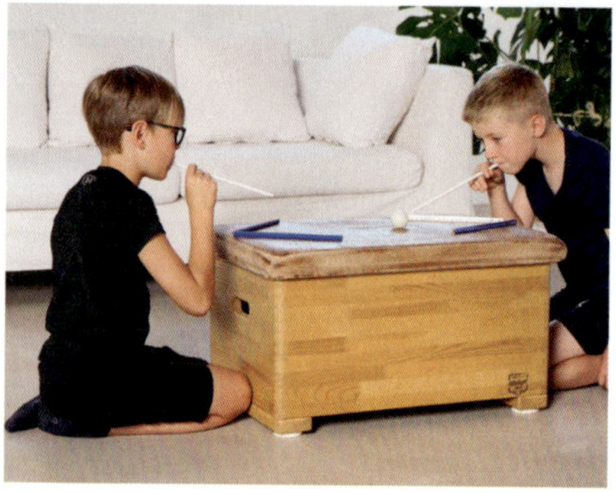

Ausgangsstellung

Zwei Kinder sitzen sich an einem Tisch oder kleinen Kasten gegenüber. Benötigt werden zwei Strohhalme, ein Tischtennisball sowie Markierungen für die Tore.

Übung

Die Kinder nehmen den Strohhalm zwischen die Lippen und versuchen, durch Pusten den in der Mitte liegenden Ball ins gegnerische Tor zu „schießen". Nach einem Tor wird der Ball erneut in der Mitte platziert und der Torschütze erhält einen Punkt. Das Spiel endet entweder bei einer vorab festgelegten Punktzahl oder Zeit.

Ziel

Diese spielerische Atemübung zielt darauf ab, die Kontrolle über die Atmung zu verbessern und die Muskulatur der Ausatmung zu trainieren.

SCHREI-WETTLAUF

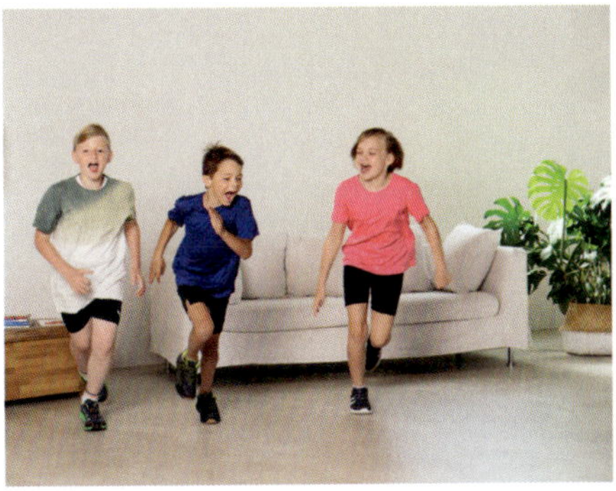 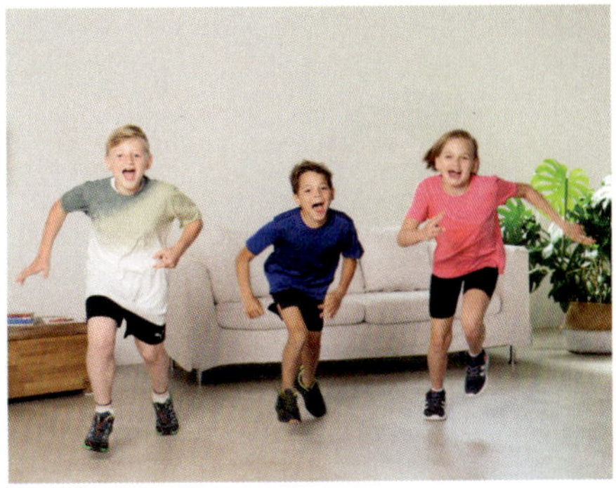

Ausgangsstellung

Die Kinder starten an einer Hallen- oder Raumseite.

Übungsbeschreibung

Auf ein Startsignal atmen die Kinder tief ein und laufen los. Dabei schreien oder summen sie, ohne erneut einzuatmen. Wenn sie nicht mehr schreien oder summen können, bleiben sie stehen. Welches Kind kommt am weitesten? Das Spiel kann auch frei im Raum oder im Freien durchgeführt werden, also ohne Wettkampfcharakter.

Ziel

Das Hauptziel dieser spielerischen Übung ist die Verbesserung der Kontrolle über die Ausatmung. Durch das kontinuierliche Schreien oder Summen werden die Kinder angeleitet, ihre Ausatmung bewusst zu steuern. Neben der Kontrolle der Ausatmung stimuliert diese Übung auch die Medulla oblongata im Hirnstamm über den neunten Hirnnerv. Entgegen der gängigen Annahme, dass Schreien lediglich stressinduzierend wirkt, kann diese Übung unter Umständen parasympathische Effekte haben und somit zur Entspannung beitragen.

LUFT ANHALTEN

Ohne Bewegungen

Mit Bewegungen

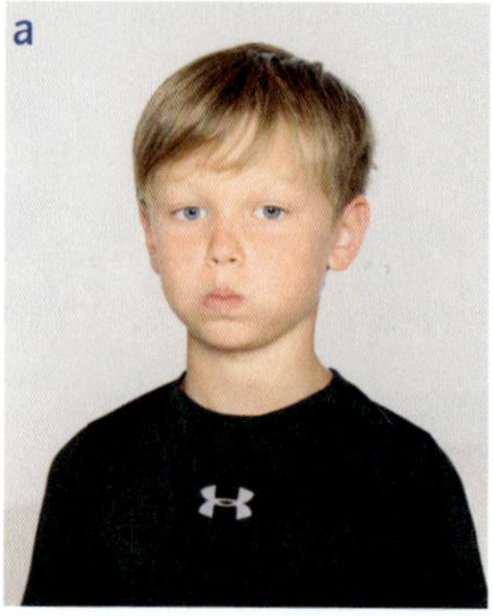

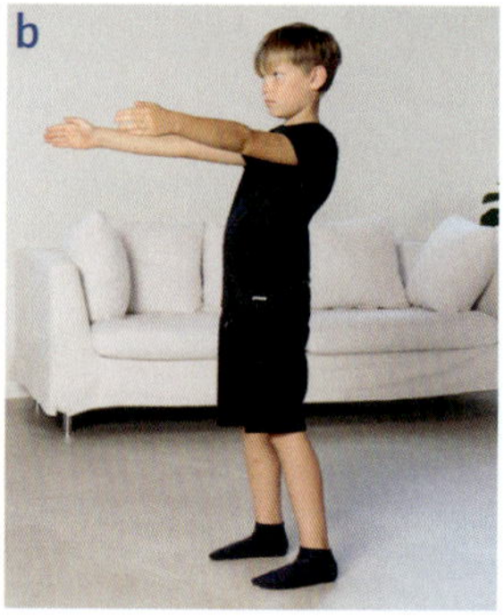

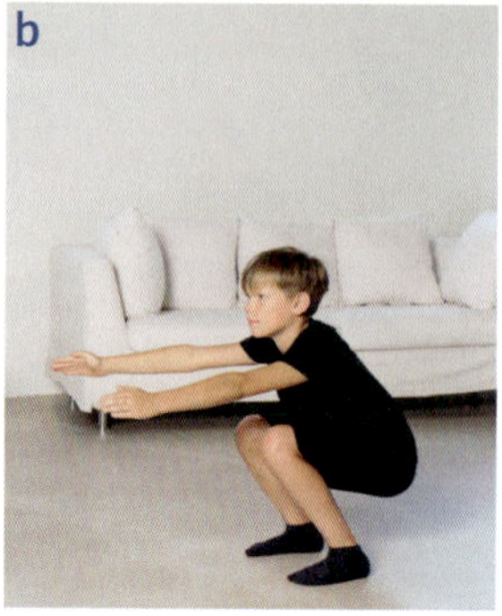

Ausgangsstellung

Das Kind steht oder sitzt aufrecht. Die Stoppuhrfunktion des Handys wird benötigt.

Übungsbeschreibung

Übung **a)** ohne Bewegung: Das Kind atmet durch die Nase tief ein und hält dann die Luft an. Dabei kann es die Nase zuhalten. Die Zeit, die das Kind die Luft anhalten kann, wird notiert.

Übung **b)** mit Bewegung: Sobald das Kind mindestens 20 Sekunden die Luft anhalten kann, wird diese Übung in Bewegung ausgeführt. Das kann beim Spazierengehen sein (Wie viele Schritte schafft das Kind, ohne zu atmen?) oder auch bei sportlichen Übungen wie Kniebeugen oder im Rahmen eines sportspezifischen Trainings.

Ziel

Verbesserung der Kohlendioxidtoleranz und somit langfristig eine bessere Atemökonomie und Sauerstoffversorgung im Körper.

MUMIENATMUNG

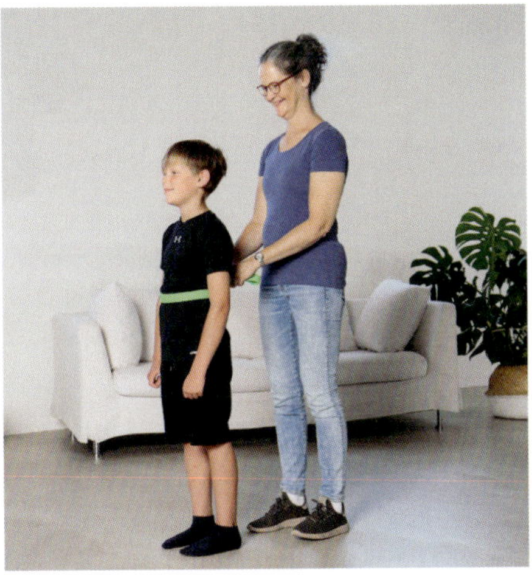 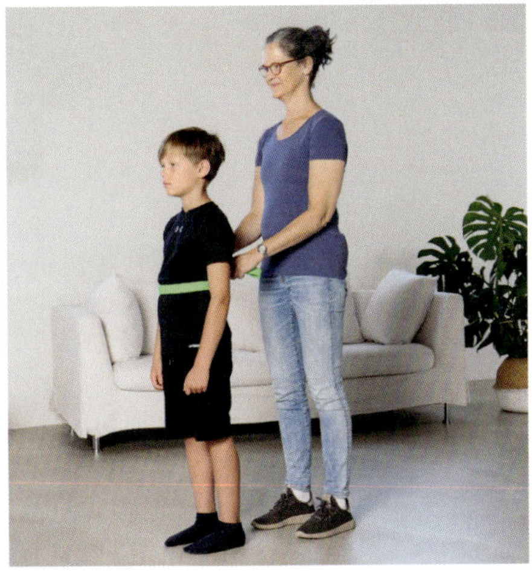

Ausgangsstellung

Aufrechter Stand. Die Arme hängen locker seitlich am Körper. Ein elastisches Band oder ein Atemgürtel wird auf Höhe des unteren Rippenbogens um den Rumpf gewickelt. Entweder können die Bandenden am Rücken gehalten oder zur Fixierung untergeschlagen werden.

Übungsbeschreibung

Das Kind atmet gegen den Widerstand des Bands tief durch die Nase ein. Dabei nimmt es die seitliche Ausdehnung der Rippen bewusst wahr. Danach atmet es langsam durch Nase oder Mund wieder aus und bringt die Rippen in die Ausgangsposition.

Ziel

Verbesserung der Wahrnehmung und somit der gezielten Ansteuerung von Bauch- und Brustatmung. Training der Atemmuskulatur.

UP-AND-DOWN-ATMUNG

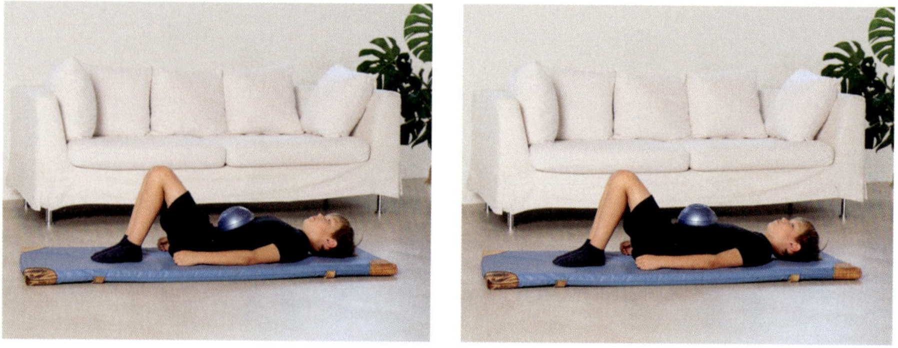

Ausgangsstellung

Rückenlage mit aufgestellten Füßen. Die Arme liegen locker neben dem Körper. Ein spürbarer, aber nicht zu schwerer Gegenstand wird auf den Bauch gelegt. Es kann auch ein warmes Kirschkernkissen genommen werden.

Übungsbeschreibung

Das Kind atmet nun durch die Nase gezielt in den Bauch ein, der Gegenstand auf dem Bauch hebt sich, und wieder durch Nase oder Mund aus, der Gegenstand senkt sich wieder.

Ziel

Eine Verbesserung der Wahrnehmung und somit die gezielte Ansteuerung der Bauchatmung steht im Zentrum.

HALLO-WACH-ATMUNG (RECHTES NASENLOCH)

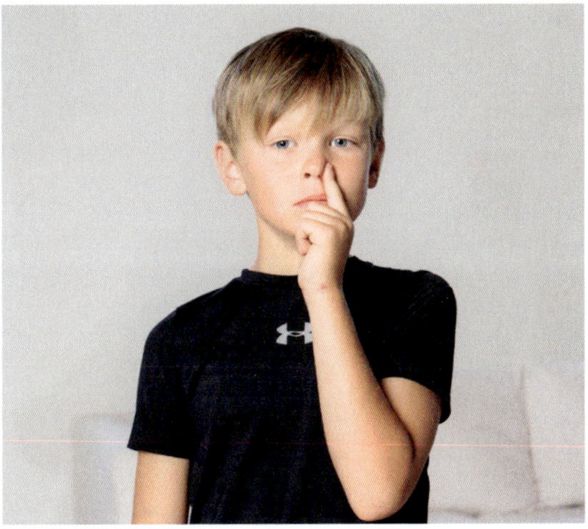

Ausgangsstellung
Aufrechter Stand oder Sitz. Das Kind hält sich das linke Nasenloch mit einem Finger zu.

Übungsbeschreibung
Das Kind atmet nun nur durch das rechte Nasenloch so schnell wie möglich ein und aus, so als würde es schnüffeln. Die Übung wird in kurzen Intervallen von 10-20 Sekunden durchgeführt.

Ziel
Verminderung von Lethargie oder Müdigkeit und Schärfung der Aufmerksamkeit. Diese Übung kann als schnelle und einfache Möglichkeit dienen, um das Kind zu aktivieren und seine Aufmerksamkeit zu erhöhen. Sie kann auch als Warm-up vor anderen Aktivitäten oder Lernphasen dienen.

Wissenschaftlicher Hintergrund
Neuere Studien haben gezeigt, dass die Atmung durch das rechte Nasenloch eher eine sympathische, also aktivierende Reaktion des Nervensystems hervorruft (Pal et al., 2014). Dies macht die Übung besonders wertvoll, wenn das Kind lethargisch oder unaufmerksam erscheint.

DEESKALATIONSATMUNG (LINKES NASENLOCH)

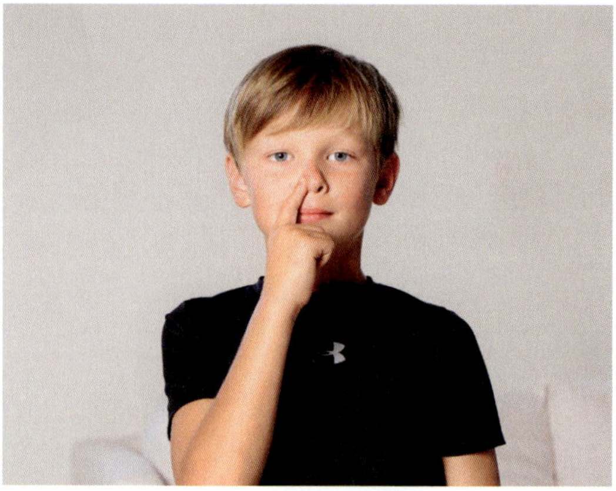

Ausgangsstellung
Aufrechter Stand oder Sitz. Das Kind hält sich das rechte Nasenloch mit einem Finger zu.

Übungsbeschreibung
Das Kind atmet nun nur durch das linke Nasenloch sanft ein und aus. Dabei ist es wichtig, dass die Atmung ruhig und geräuschlos erfolgt. Die Übung wird 1-2 Minuten durchgeführt oder solange es als angenehm empfunden wird. Diese Übung eignet sich besonders gut in stressigen oder angespannten Situationen.

Ziel
Die Stressreduktion und das Erreichen eines entspannten Zustands durch die Aktivierung des parasympathischen Nervensystems soll erreicht werden.

Wissenschaftlicher Hintergrund
Die Atmung durch das linke Nasenloch ist bekannt für ihre beruhigende Wirkung und die Aktivierung des parasympathischen Nervensystems (Pal et al., 2014).

HINWEIS: Yoga und Atmung: In alten yogischen Traditionen wird der Atmung große Bedeutung beigemessen, insbesondere in Praktiken wie dem „Pranayama". Eine der bekanntesten Übungen dabei ist die Wechselatmung, bei der die beiden Nasenlöcher abwechselnd geschlossen und geöffnet werden.

Durch diese Technik wird nicht nur die Atmungskontrolle verbessert, sondern auch ein Gleichgewicht zwischen den aktivierenden und beruhigenden Kräften des Nervensystems hergestellt. Dies verdeutlicht die universelle Bedeutung der Atmung für das körperliche und geistige Wohlbefinden.

DREIECKATMUNG

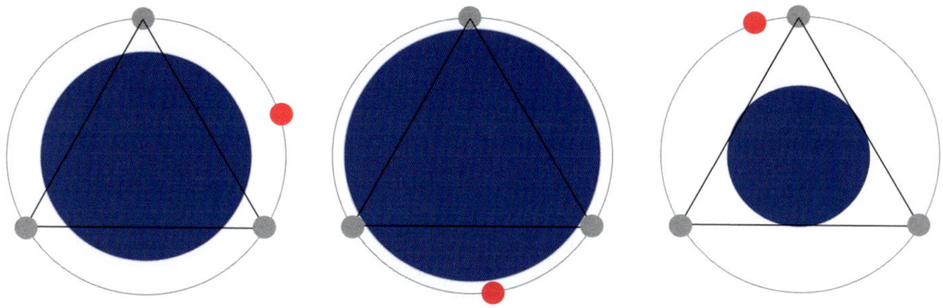

Abb. 7: Dreieckatmung - neurally by ARTZT App

Ausgangsstellung

Entspannter, aufrechter Stand oder Sitz.

Übungsbeschreibung

Das Kind atmet vier Sekunden lang tief durch die Nase ein. Anschließend hält es den Atem 4 Sekunden lang und dann atmet es 4 Sekunden lang langsam durch den Mund aus. Nach einer ganz kurzen Pause startet es diesen Atemrhythmus erneut. Wenn das Kind zu Beginn die 4 Sekunden nicht schafft, kann es auch mit 2 oder 3 Sekunden starten. Ein gemeinsames Zählen oder die Nutzung der neurally by Artzt App kann zu Beginn hilfreich sein.

Ziel

Eine Verbesserung der Atemkontrolle und das Erreichen eines entspannten Zustands stehen im Mittelpunkt des Tests.

Wissenschaftlicher Hintergrund

Bewusste Atemmethoden, wie die Dreieckatmung, helfen bei der Regulierung des Atemflusses und bei der Stressreduktion (Hopper et al., 2019). Dies hat nicht nur entspannende Effekte, sondern kann auch die Konzentrationsfähigkeit verbessern.

Nachdem die Wichtigkeit der Atmung, als energetische Grundlage der kindlichen Leistungsfähigkeit, sowie spielerische Atemübungen ausführlich dargestellt wurden, beschäftigt sich das folgende Kapitel mit den kindlichen Wahrnehmungssystemen als dem Inputgeber für das Gehirn.

5

DIE KINDLICHE WAHRNEHMUNG

Unser Gehirn erhält permanent eine Vielzahl von Informationen über unsere Wahrnehmungssysteme Augen, Gleichgewichtssinn, Körpersinn. Diese Informationen nutzt das Gehirn als Grundlage, um Entscheidungen zu treffen und entsprechend zu agieren. Am Ende kommt es – wie bereits mehrfach erwähnt – auf ein ausbalanciertes Zusammenspiel aller Wahrnehmungssysteme an.

Dabei geht es dem Gehirn beim Output, also dem Ergebnis, in erster Linie um die Sicherheit und nicht um die Leistungsfähigkeit oder Alltagstauglichkeit der Kinder. Sind die eintreffenden Informationen für das Gehirn somit nicht klar zu verarbeiten, kommt es zu unerwünschten Reaktionen, wie Unkonzentriertheit, Ungeschicklichkeit, Lernschwierigkeiten und vielem mehr.

Im Folgenden schauen wir uns daher die Informationsaufnahme und die -verarbeitung des visuellen und vestibulären Systems sowie der Propriozeption genauer an.

5.1 VISUELLES SYSTEM

80 Prozent der Sinneswahrnehmung erfolgt über unsere Augen (Reikert, 2023). Dieser auf den ersten Blick einfach erscheinende Vorgang ist äußerst komplex. Für eine optimale visuelle Wahrnehmung und adäquate Interaktion muss das Gehirn nicht nur Helligkeit und Farbe erfassen, sondern es muss auch in kürzester Zeit in der Lage sein, den Seheindruck zu interpretieren.

- Zu welchem Objekt gehört die wahrgenommene Ansammlung von Punkten?
- Wo beginnt dieses Objekt und wo hört es auf?
- Wo befindet es sich im Raum?
- Bewegt sich das Objekt und in welche Richtung?
- Wie schnell bewegt es sich?
- Kann ich es zielsicher greifen?

Sehen ist neuronale Performance auf höchstem Niveau und jedes Auge für sich hat eine bessere Rechenleistung als der beste Supercomputer. Das visuelle System liefert damit die meisten Daten für den Bewegungsentwurf und die Bewegungssteuerung und aktiviert die meisten Hirnareale.

Wahrnehmung und Bewegung sind in der frühkindlichen Entwicklung eng miteinander verbunden. Man könnte die visuelle Wahrnehmung somit als wichtigstes Bindeglied zwischen dem sensorischen und dem motorischen System bezeichnen.

5.1.1 ENTWICKLUNG IM ERSTEN LEBENSJAHR

Der sogenannte *Gesichtssinn* ist bei der Geburt noch sehr rudimentär. Die genetische Vorarbeit ist geleistet und in der Regel sind alle nötigen Organstrukturen, Neuronen und Synapsen vorhanden (subkortikale Sehbahnen/Hirnstamm), nur die Funktion ist eingeschränkt. Das Sehen mit all seinen komplexen Funktionen muss nun durch Erfahrung und die damit einhergehende ordnungsgemäße Verschaltung mit höheren, kortikalen Zentren erlernt werden (bewusste visuelle Wahrnehmung).

Die Umwelt und somit die tatsächlichen Seheindrücke sind nun von entscheidender Bedeutung. Dies führt dazu, dass die aktivsten Synapsen vielfältig verschaltet werden, während andere ihren Platz auf der visuellen Landkarte verlieren.

Bereits nach zwei Monaten übernimmt allmählich der Kortex die meisten visuellen Aufgaben und zwischen dem zweiten bis achten Monat vermehren sich die synaptischen Verbindungen in der primären Sehrinde so schnell, dass das Baby bereits am Ende des ersten Lebensjahres beinahe so gut sieht wie ein Erwachsener, ausreichende Seheindrücke vorausgesetzt.

In diesen Zeitraum fallen entscheidende Meilensteine des neuromotorischen Aufrichtungsprozesses. Werden diese nicht durchlaufen, können häufig keine optimalen Seheindrücke gesammelt werden.

Wie bei den meisten sensomotorischen Fähigkeiten erfolgt die Informationsübertragung ans Gehirn über Kreuz. Die linke Gehirnhälfte erhält Informationen beider Augen aus dem rechten Gesichtsfeld und umgekehrt. Die eingehenden Informationen der beiden Augen werden jedoch auf der Sehrinde streng voneinander getrennt. Sie bilden, einfach ausgedrückt, eigene Areale im Kortex.

Je mehr Seheindrücke eintreffen, desto größer ist das Areal. Liefert beispielsweise eines der Augen keine klaren Seheindrücke, bilden sich nur wenige synaptische Verbindungen und der Zugang zu den höheren Sehzentren ist begrenzt (Eliot, 2012).

Unser Gehirn benötigt somit vielfältige und klare Seheindrücke von beiden Augen, um eine optimale Verschaltung aufzubauen. Dabei ist der Zeitpunkt der Erfahrung entscheidend (sensible Phase). Hat sich in den ersten Monaten ein grundlegend gutes Netzwerk gebildet, können abnormale oder fehlende Seheindrücke keine tiefgreifenden Veränderungen des Kortex mehr bewirken.

Die Entwicklung des visuellen Systems beim Menschen reicht bis in die Kindheit und es entwickelt sich nie isoliert, sondern immer zusammen mit den anderen Sinnen und der körperlichen, muskuloskelettalen Reifung. Mit etwa drei Monaten sind Augenfolgebewegungen nicht mehr ruckhaft, sondern bereits fließender und Blicksprünge kontrollierter. Zudem ist die Akkommodation in der unmittelbaren Umgebung möglich.

In der Regel ist das beidäugige Sehen mit etwa sieben Jahren stabil. Bis zum Alter von zwei Jahren ist das grundlegende Sehvermögen hochgradig formbar und in gewissem Maße dann noch bis zum Ende der Grundschulzeit (8-9 Jahre). Formbar im positiven wie im negativen Sinne.

So können geburtsbedingte Wirbelsäulenproblematiken, insbesondere im Bereich der Halswirbelsäule, ausgelassene Entwicklungsschritte wie das Krabbeln sowie ungünstige Kopfhaltungen und Sitzpositionen zu visuellen Wahrnehmungsstörungen führen.

Ein weiterer Grund, das Thema Sehen in den Schulen mehr zu thematisieren. Darüber hinaus erfolgt bis ins Erwachsenenalter ein kontinuierliches Lernen und eine Professionalisierung der visuellen Sinneswahrnehmung und -verarbeitung (Werkstetter, 2021).

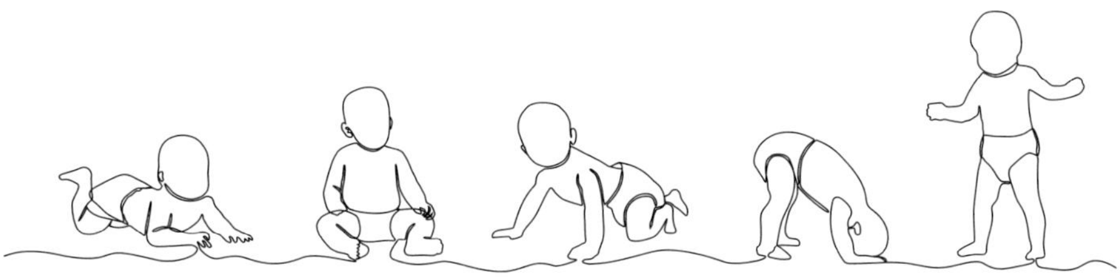

Abb. 8: Phasen der frühkindlichen Entwicklung

5.1.2 SEHEN IST MEHR ALS KLARE SICHT

Was aber meinen wir, wenn wir von ausreichenden beziehungsweise optimalen Seheindrücken sprechen? Für einen optimalen Seheindruck sind die folgenden Funktionen von entscheidender Bedeutung.

Scharfes Sehen, auch *Visus* genannt, ist die Trennschärfe zwischen zwei Punkten. Für das scharfe Sehen sind das **Kontrastsehen**, die Wahrnehmung von Helligkeitsunterschieden zur Abgrenzung, als auch die **Farberkennung** von Bedeutung. Scharfes Sehen sollte sowohl in statischen als auch dynamischen Positionen möglich sein, denn welches Kind steht oder sitzt immer still?

Neben dem scharfen Sehen sind die durch die Augenmuskeln gesteuerten, vielfältigen **Augenbewegungen** eine weitere wichtige Funktion, um Seheindrücke optimal aufzunehmen. Zu den Augenbewegungen zählen die **Augenfolgebewegungen**, die Kinder benötigen, um bewegte Objekte wie einen Ball scharf zu sehen sowie einen Text beim Lesen lückenlos mit den Augen verfolgen zu können.

Ebenfalls wichtig sind schnelle **Blickzielbewegungen**, sogenannte *Sakkaden*, die es den Kindern ermöglichen, ohne Zielverlust von Zeile eins in Zeile zwei zu springen oder verschiedene Spieler im Mannschaftssport schnellstmöglich zu erfassen.

Ebenso ist das Aufrechterhalten des scharfen Seheindrucks in unterschiedlichen Distanzen, eine Art Autofokusfunktion der Augenlinse, die sogenannte *Akkommodation*, eine täglich beanspruchte Sehfunktion. Diese erfolgt im Nahbereich durch das Engstellen beider Augen, die sogenannte *Konvergenz,* und im Fernbereich durch eine Weitstellung der Augen, die sogenannte *Divergenz*. Die *Vergenz*, also Konvergenz und Divergenz, ist wichtig für eine gute **Blickstabilisation**, die Fähigkeit, den Blick konstant auf ein Objekt fixiert zu halten. Eine wichtige Grundvoraussetzung für das Abspeichern von Lerninhalten im Gedächtnis.

Damit der Fixpunkt in der Nähe und Ferne wirklich ganz klar gesehen werden kann, müssen beide Augen gut zusammenarbeiten, damit ein klarer **beidäugiger Seheindruck**, das sogenannte *binokulare Sehen*, möglich ist. Das beidäugige Sehen bildet auch die Voraussetzung für eine weitere wichtige Sehfunktion, die dreidimensionale **Tiefenwahrnehmung**. Diese kann nur durch die gleichzeitige Fusion, also die Verbindung der Bilder beider Augen zu einem Bildeindruck, erfolgen.

Abschließend, aber nicht weniger wichtig, ist das **periphere Sehen** als weitere Sehfunktion zu nennen. Diese Funktion, die auch als vorhandenes Gesichtsfeld bezeichnet wird, beschreibt die Gesamtheit der visuellen Wahrnehmung bei unbewegtem Auge.

Also, was und wie gut kann ein Kind Dinge erkennen, die es nicht bewusst anschaut? Die periphere Sehfunktion reagiert besonders gut auf Bewegung und ist in sogenannte *horizontale* und *vertikale Felder* zu unterteilen (Schuhmacher, 2015).

Nach dieser umfassenden Darstellung der vielfältigen Funktionen des Sehens ist es wichtig, zu betonen, dass Sehen mehr ist als die Summe seiner Teile. Denn auch wenn wir mit oder ohne Brille scharf sehen, Farben und Objekte außerhalb unseres aktuellen Fokus erkennen sowie unsere Augen schnell und langsam bewegen können, erfordert Sehen im Alltag und Sport eine fehlerfreie Verarbeitung im Gehirn sowie eine Vernetzung mit Sprache (Lesen und Schreiben), Gedächtnis (Merkfähigkeit), der eigenen körperlichen Zuordnung im Raum (Körperwahrnehmung) und Kognition (Aufmerksamkeit).

Dadurch sind, auch wenn sich die Hauptsehzentren im hinteren Lappen (Okzipitallappen) des Gehirns befinden, nahezu alle Bereiche des Gehirns am Sehen beteiligt. Das visuelle System sollte somit bei jeglichen Testungen und darauf aufbauenden Übungen eine wichtige Rolle spielen.

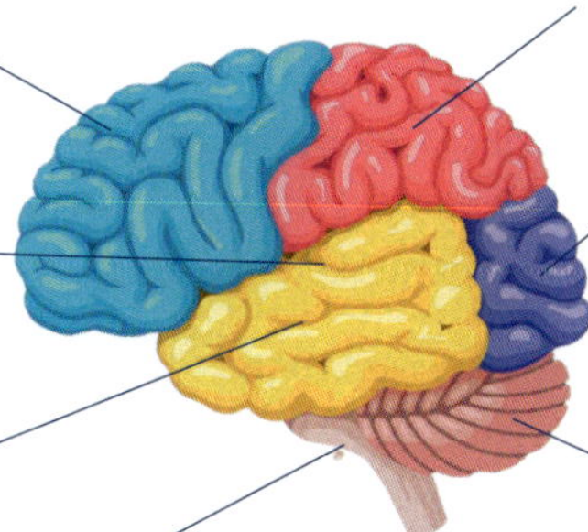

Abb. 9: Vereinfachte Darstellung der visuellen Wahrnehmung im Gehirn

5.1.3 BEDEUTUNG FÜR SPORT, SCHULE UND ALLTAG

Sehen ist ein aktiver Prozess in unserem Gehirn. Macht man sich die Komplexität des visuellen Wahrnehmungsprozesses bewusst, ist es nahe liegend, dass es DIE visuelle Wahrnehmungsstörung nicht gibt.

Gehirnbedingte Unreifen im visuellen System, wie zum Beispiel Blickverluste bei der Objektverfolgung, unklare Sakkaden mit Vor-/Rückkorrekturen oder ungleichmäßige

Vergenzbewegungen der Augen mit Verlust des beidäugigen Sehens, können zu verschwommenen Bildern bis hin zu Doppelbildern oder komplett unterdrückten Seheindrücken führen.

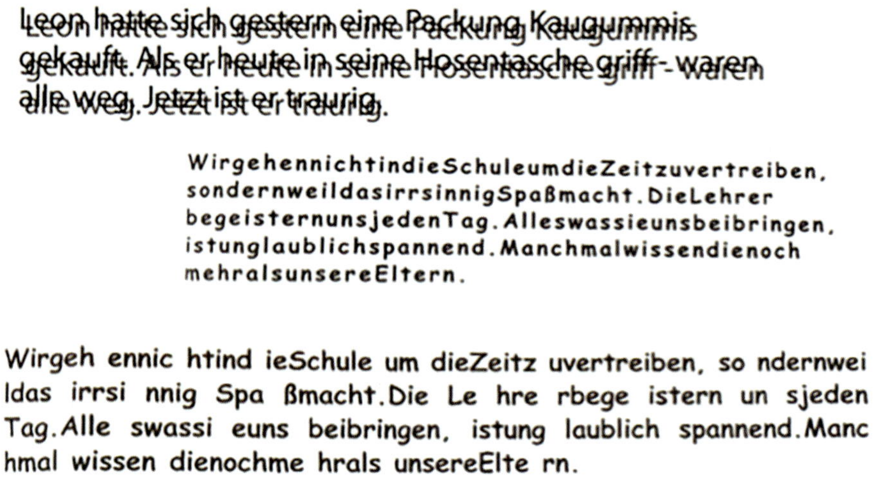

Abb. 10: Mögliche visuelle Leseeindrücke, aus: WVAO Informationsbroschüre: Ich will nicht lesen!!!! – Mit freundlicher Genehmigung der WVAO

Eine genaue Blickmotorik ist aber nicht nur zum Lesen, sondern auch zur perfekten Platzierung von Zahlen in Rechenkästchen oder Geraden und Formen auf Millimeterpapier von grundlegender Wichtigkeit.

Das visuelle System mit den dazugehörigen Gehirnregionen muss daher die vielfältigen Informationen nicht nur klar wahrnehmen, sondern auch im Verarbeitungsprozess alle Buchstaben, Ziffern, Formen und Muster als klare Symbole präsentieren. Es muss Formen wiedererkennen und den räumlichen Bezug von Objekten zu einer Achse herstellen können. Dieses ist unter anderem wichtig bei der Unterscheidung von b und d.

Darüber hinaus muss es Wichtiges, beispielsweise zu schreibende Wörter, von Unwichtigem, den Schreiblinien auf dem Papier, trennen können. Dazu gehört auch die Erfassung und Unterscheidung von Mengen, laut Schuhmacher (2022) „... ein visuelle(r) Vorgang, der zum arithmetischen Denken benötigt wird".

Optimales Sehen ist somit auch in der Mathematik eine wichtige Voraussetzung. Zudem benötigen Kinder einen ausreichenden Arbeitsspeicher, das sogenannte *Arbeitsgedächtnis*, das das Gehörte so lange zwischenspeichert, bis der Buchstabier- oder Sprachvorgang beendet ist.

Erste Anzeichen visueller Unreifen können sich bei **Vorschulkindern** wie folgt äußern:

- Ungeschicklichkeit (Anziehen, Schleife binden ...);
- kein Augenkontakt;
- häufiges Hinfallen oder Anstoßen;
- Ängstlichkeit, Verträumtheit;
- häufiges Augenreiben;
- Kopfschmerzen und Müdigkeit;
- kein Interesse an Steck- und Puzzlespielen;
- das Kind klettert wenig oder gar nicht;
- das Kind fasst Dinge an, um sie zu beschreiben;
- Auffälligkeiten in der Haltung und Bewegungsentwicklung.

In der **Schule** können die folgenden Symptome auf eine Unreife des visuellen Systems hindeuten:

- auffällige Sitzposition;
- Verschieben und Drehen der Mal-/Schreibunterlagen;
- verdrehte und fehlende Buchstaben und Zahlen;
- fehlende Abstände zwischen Geschriebenem;
- chaotische Heftführung, Überschreiben von Linien;
- schnelle Ermüdung und Unkonzentriertheit;
- langsame Bearbeitung von Aufgaben;
- geringe Merkfähigkeit (Arbeitsgedächtnis);
- Schwierigkeiten beim Lesen, Schreiben und Rechnen;
- Fehler beim Abschreiben (Tafel/Buch) sowie
- Schwierigkeiten bei der visuell-räumlichen Vorstellung.

HINWEIS: Kindliches Hören – Neben dem visuellen System hat natürlich auch das Hören eine sehr wichtige Bedeutung im Rahmen des kindlichen Lernens und Verhaltens. Neben der ärztlich diagnostizierten Schwerhörigkeit kann es bei Kindern infolge von häufigen Erkältungen oder Mittelohrentzündungen zu einer unbemerkten Schallleitungsschwerhörigkeit kommen. Diese Kinder haben zum Teil über Wochen ein beeinträchtigtes Hörvermögen und das mehrmals im Jahr. Es kann sich eine auditive Verarbeitungs- und Wahrnehmungsstörung (AVWS) entwickeln.

Laut Dr. Schuhmacher (2022) können diese „Kinder, trotz völlig unauffälliger Audiometrie ..., Gehörtes mit mehreren Komponenten und natürlich vor allem Sprache in Alltagssituationen nicht in regelrechter Weise verarbeiten".

Neurozentriertes Training kann in solchen Fällen dazu beitragen, die neuronale Verarbeitung von Hörsignalen zu verbessern, indem es gezielte Übungen verwendet, die das Gehirn dazu anregen, effizientere Hörverarbeitungsmuster zu entwickeln.

Nicht nur im Alltag, sondern vor allem im Sport sind visuelle Störungen eine große Belastung für das Gehirn. Eine klare Sicht und somit Sicherheit für das Kind ist nicht gegeben. Das Gehirn reagiert darauf mit Kompensationen wie Bewegungseinschränkungen, Veränderung des Muskeltonus bis hin zu Fehlhaltungen zum Ausgleich der Sehstörung.

Wenn die Umwelt nicht klar gesehen werden kann, werden jegliche bewegte oder externe Objekte, wie es sie im Sport häufig gibt, zur Herausforderung, die die Kinder ganz unterschiedlich meistern. Die Angst vor Bällen, häufiges Danebengreifen, Zusammenstöße mit anderen Kindern oder Verfehlen von Fußball oder Weitsprungbrett sind nur einige denkbare Szenarien.

Vielfältige Übungen zur Verbesserung des visuellen Systems und damit einhergehend der motorischen Leistung folgen in Kap. 5.1.5. Damit auch der (Schul-)Alltag für diese Kinder einfacher wird, können Eltern, Lehrer und Erzieher auf folgende Dinge achten.

Augendominanz und Sitzposition

Wie jedes Kind eine Schreibhand und ein Standbein beziehungsweise einen dominanten Fuß hat, so hat nahezu jede Person auch ein dominantes Auge, welches immer ein wenig schneller reagiert und hin und wieder auch die komplette visuelle Führung übernimmt.

Das kann bei Kindern mit Schwierigkeiten bei der Konzentration und Aufmerksamkeit ein wichtiger Hinweis für die Wahl der Sitzposition im Klassenzimmer, die Positionierung von Lernmaterialien oder das Erlernen von neuen Fertigkeiten sein.

Zur Bestimmung des dominanten Auges stellt sich das Kind aufrecht hin und sucht sich einen Gegenstand in der Ferne, zum Beispiel einen Lichtschalter. Nun schaut es mit beiden Augen durch ein mit seinen Händen erzeugtes Dreieck. Die Arme sind dabei nach vorne ausgestreckt. Während das Kind den Gegenstand weiter permanent mit beiden Augen fixiert, zieht es die Hände vor das Gesicht. Es landet nun automatisch vor dem dominanten Auge.

Der Test sollte sowohl mit einem Gegenstand in der Ferne als auch in der Nähe durchgeführt werden, da die Augendominanz in verschiedenen Entfernungen wechseln kann.

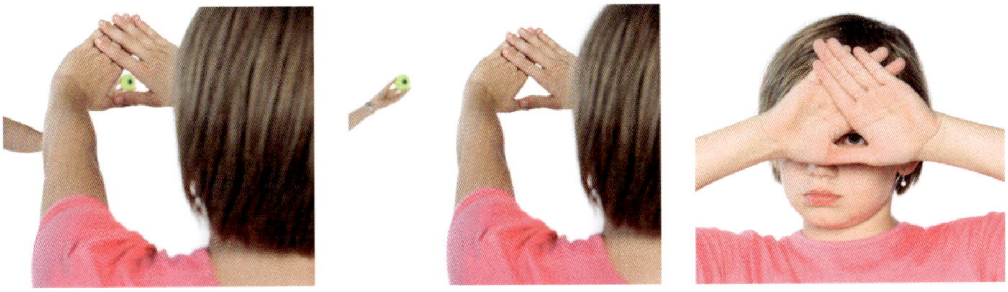

Abb. 11: Bestimmung der Augendominanz in der Nähe und in der Ferne

Im Klassenraum können Kinder aufmerksamer beim Unterricht und der Lehrkraft bleiben, wenn das dominante Auge in Richtung Lehrer oder Tafel zeigt und nicht beispielsweise zur Fensterseite, wo jede Menge ablenkender Bewegungsreize warten. Auch kann es für ein Kind mit dominantem linken Auge schwierig sein, eine Gruppenarbeit, bei der das Arbeitsblatt rechts von dem Kind liegt, konzentriert zu bearbeiten.

Arbeitsblätter und Malvorlagen

Kinder mit visuellen Unreifen benötigen deutlich mehr Energie und Anstrengung für die Erfassung visueller Reize als Kinder mit einem reifen visuellen System. Wenn der Fokus nur mit höchster Anstrengung gehalten werden kann, Buchstaben und Wörter immer mal wieder unscharf gesehen werden und Linien und Anmerkungen nicht von den wesentlichen Aufgaben unterschieden werden können, ist es umso wichtiger, dass die Arbeitsblätter klare Kontraste und Strukturen aufweisen.

Kopierte Arbeitsblätter mit möglichst vielen Aufgaben auf einem umweltfreundlichen grauen Papier sowie Mathearbeiten, bei denen sich wichtige Aufgabenstellungen zwischen Bildern und eingefügten Kästen befinden, sind für diese Kinder kaum erfassbar und erschweren das reibungslose Arbeiten enorm.

Eine Umgestaltung der Arbeitsblätter lohnt sich. „Wenn man einem Kind mit einer Schwäche in der Figur-Grund-Wahrnehmung pro Seite nur zwei Aufgaben deutlich vergrößert ausdruckt, statt wie bisher acht oder mehr Aufgaben auf einer Seite, sind oft Verbesserungen um zwei Schulnoten möglich", so Schuhmacher (2022).

Farbe und Licht

Unterschiedliche Lichtwellen aktivieren verschiedene Rezeptoren auf der Netzhaut und über den Sehnerv verschiedene Hirnareale. Die in der Netzhaut der Augen befindlichen Lichtsinneszellen sind Zapfen und Stäbchen.

Während die Stäbchen für das Hell-Dunkel-Sehen und somit das Kontrastsehen verantwortlich sind, ermöglichen die Zapfen das Farbsehen. Die Signale der Zapfen werden bereits in der Netzhaut miteinander verrechnet und über drei Hauptsehbahnen weitergeleitet. Davon ist eine für Helligkeitsinformationen, eine für die Blau-Gelb-Unterscheidung und eine für die Differenzierung von Rot und Grün zuständig (Luerweg, 2023).

Grelles Licht wirkt auf unser visuelles System aktivierend und kann sympathische Wirkung haben. Alleine die Wegnahme des „Stressfaktors" Licht durch getönte Brillen, Lochbrillen oder einfach wärmere Lichtquellen kann hier schon für Besserung sorgen.

Hinsichtlich der neurophysiologischen Wirkung von Farben gibt es noch wenig konkrete Forschung. In der Praxis lässt sich aber beobachten, dass die Farben Rot und Blau aktivierend, Gelb kontrasterhöhend und Grün entspannend wirken können.

Dabei scheinen laut Megbel (2023), die Professor Oberfeld-Twistel von der Universität Mainz zitiert „... gesättigte Farben erregender zu sein als blasse, ungesättigte". Allerdings sind die Wirkungen stark mit assoziierten Emotionen, die mit den Farben bereits in der Kindheit verknüpft wurden, verbunden und daher immer sehr individuell zu sehen.

Die Macht der Farben

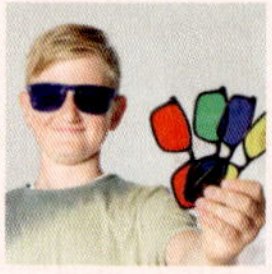

Bunte Farbbrillen bieten eine effektive und einfache Möglichkeit, Farbe in den Tagesablauf zu integrieren.

Die nun folgenden Übungen basieren auf den bereits dargestellten potenziellen Unreifen bei Kindern in verschiedenen Gehirnregionen. Wichtig ist – und das gilt auch für alle folgenden Übungskapitel – nicht nur die Systeme zu trainieren, die Unreifen zeigen, sondern es auch mit Spaß zu tun und im Idealfall auch gemeinsam.

Ein gemeinsames Bewegen und Üben ermöglicht Kindern, hinzuschauen und über sogenannte *Spiegelneuronen* schon beim Zuschauen zu lernen. Spaß bedeutet Aufmerksamkeit und Aktivität im Gehirn. Dinge, die wir unbedingt nutzen sollten.

Werden Defizite in der Bewegungsentwicklung der ersten Lebensjahre individuell und systematisch nachtrainiert, verbessern sich die Symptome deutlich. Dies konnte unter anderem auch Bein-Wierzbinski in einer Studie an der Universität Hamburg belegen. Ausführliche Informationen dazu findet man in der Studie *Räumlich-konstruktive Störungen bei Grundschulkindern (2004).*

5.1.4 TESTUNGEN

Alle in Kap. 5.1.5 folgenden Übungen können mit Kindern individuell und oft auch spielerisch zum Einsatz kommen. Die Testungen geben zusätzlich die Möglichkeit, festzulegen, welche der Neuroübungen aktuell für das individuelle Kind besonders effektiv sind, weil sie genau die Hirnareale ansteuern, die zu wenig oder zu viel Aktivität zeigen. Für eine individuelle Übungsauswahl haben sich folgende Tests in der Praxis bewährt. Alle Assessments sind ohne oder mit einfachen Tools durchführbar:

1. Vergenz mit Vision Stick;
2. Augenfolgebewegungen und Blickfixierung mit Vision Stick sowie
3. Sakkaden mit Vision Stick auf einen akustischen und visuellen Reiz.

HINWEIS: Das visuelle System ist aufgrund der generell hohen Belastung sehr störanfällig und kann bei Überbelastung intensive Reaktionen wie Übelkeit, vegetative Reaktionen, Kopfschmerzen etc. hervorrufen. Daher sollten die folgenden Assessments und Übungen zu Beginn nur mit sehr niedrigen Wiederholungszahlen (2-5-mal) und notfalls im Liegen oder Sitzen durchgeführt werden.

AUGENLIEGESTÜTZ – VERGENZ

a

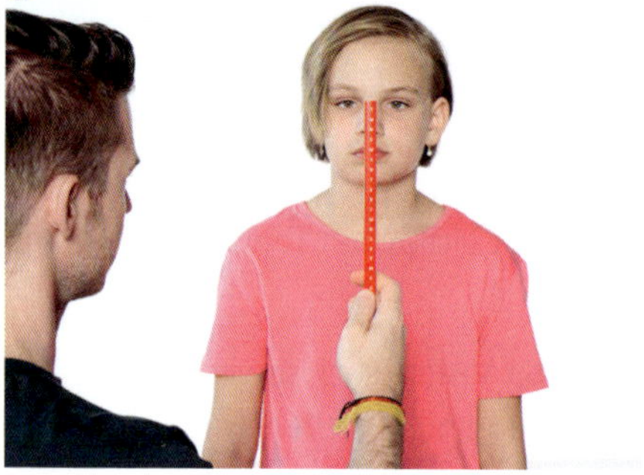

b

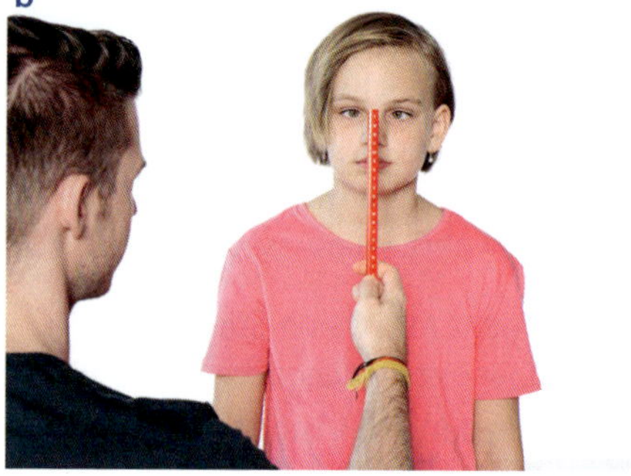

c

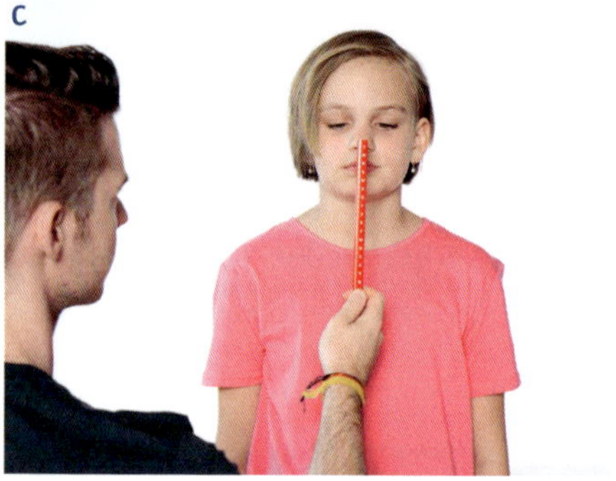

Ausgangsstellung

Der Vision Stick wird mit ausgestrecktem Arm auf Höhe der Nasenspitze gehalten. Zu Beginn die Übung mit einem Erwachsenen durchführen, der den Stick bewegt und die Augen dabei beobachtet. Das gilt für alle folgenden Assessments.

Übungsbeschreibung

Den obersten Buchstaben auf dem Stick mit **a)** den Augen fixieren und den Stick langsam in Richtung Augen, **b)** Nasenwurzel oder **c)** Nasenspitze bewegen (Schielen), bis der fixierte Buchstabe unscharf oder doppelt wird. Ab diesem Punkt den Stick langsam wieder in die Ausgangsposition zurückbewegen, dabei weiterhin den Buchstaben fixieren.

Beobachtungen

- Folgen beide Augen fließend dem Stick?
- Bewegen sich beide Augen im gleichen Umfang nach innen?
- Bleiben beide Augen innen oder „springt" ein Auge vorzeitig zurück in die neutrale Position?
- Kann die Konvergenz nur kurz im Nahpunkt gehalten werden?
- Tränen die Augen?
- Erzeugt die Übung Müdigkeit, Übelkeit, Schwanken (Gleichgewicht), einen veränderten Muskeltonus (z. B. müde Beine)?

Schlussfolgerung/Bedeutung für die Praxis

Zeigen sich entsprechende Defizite bei der Konvergenz, deutet dies wahrscheinlich auf eine Problematik im Mittelhirn hin. Da die Konvergenz immer benötigt wird, wenn Dinge im Nahbereich scharf gesehen werden müssen, haben diese Kinder Probleme bei fokussierten Schreib- und Leseaufgaben sowie bei der klaren Fixierung von Objekten (Ball, Turngeräte) im Sport.

AUGENFOLGEBEWEGUNGEN UND BLICKFIXIERUNG

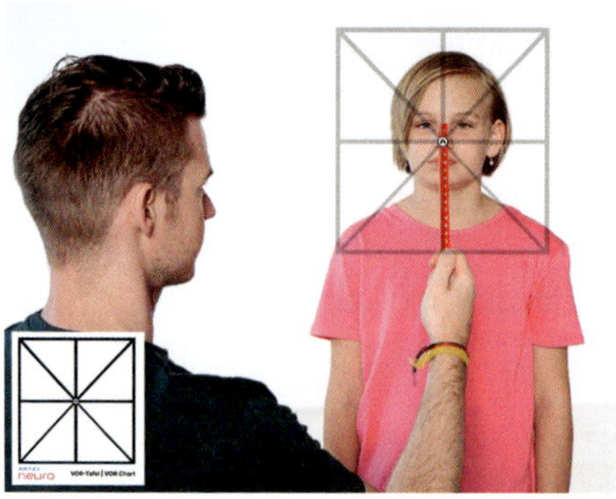

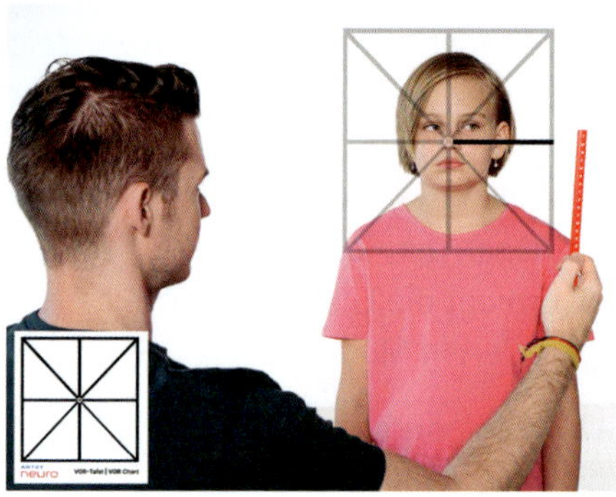

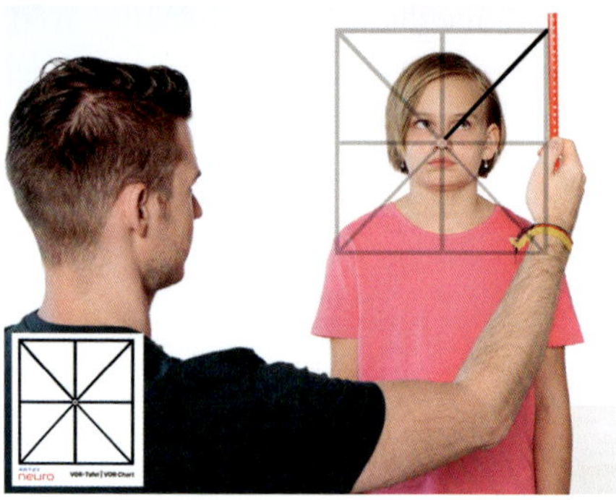

Ausgangsstellung

Der Vision Stick wird mit leicht gebeugtem Arm auf Augenhöhe gehalten und der oberste Buchstabe mit beiden Augen fixiert.

Übungsbeschreibung der Augenfolgebewegungen

Den Stick langsam in eine der acht Richtungen der VOR-Tafel (recht, oben rechts, oben Mitte, oben links, links, unten links, unten Mitte, unten rechts) bewegen, dabei folgen die Augen dem Stick. Die Bewegung nur so schnell durchführen, dass die Augen den fixierten Buchstaben scharf sehen. Zurück in die Ausgangsposition. Die Übung in alle acht Richtungen durchführen.

Übungsbeschreibung der Fixierung

Den Buchstaben so lange fixiert halten, bis Ermüdungserscheinungen eintreten. Den Stick dann in eine der acht Eckpositionen der VOR-Tafel halten und den ausgewählten Buchstaben erneut mit dem Blick fixieren und halten, bis die Ermüdungserscheinungen eintreten. Die Übung für alle acht Richtungen durchführen.

Beobachtungen der Augenfolgebewegungen

- Folgen beide Augen fließend dem Stick?
- Bewegen sich nur die Augen und Oberkörper und Kopf bleiben unbewegt?
- Sind Augensprünge zu sehen? Wenn ja, in welche Richtungen?
- Erzeugt die Übung Müdigkeit, Übelkeit, Schwanken (Gleichgewicht), einen veränderten Muskeltonus (z. B. müde Beine)?
- Tränen die Augen?

Schlussfolgerung/Bedeutung für die Praxis

Probleme bei den Augenfolgebewegungen können auf eine Problematik des Frontal-, Parietallappens oder des Kleinhirns hindeuten. Kinder mit sprunghaften Augenbewegungen können beim Lesen und Schreiben häufig den Text nicht lückenlos verfolgen und müssen sich immer wieder neu orientieren. Das macht sie langsam und auf Dauer unkonzentriert, da sehr viel mehr Anstrengung erforderlich ist als bei fließenden Augenfolgebewegungen. Im Sport ist die nahtlose Verfolgung bewegter Objekte häufig kaum möglich. Diese Kinder fallen oft durch eine Angst vor Bällen oder durch eine Abneigung von temporeichen Teamsportarten auf.

Beobachtungen bei der Fixierung

- Kann die Fixierung im Endpunkt gehalten werden?
- Tränen die Augen?
- Erzeugt die Übung Müdigkeit, Übelkeit, Schwanken (Gleichgewicht), einen veränderten Muskeltonus (z. B. müde Beine)?

Schlussfolgerung/Bedeutung für die Praxis

Eine schlechte Blickstabilisierung deutet auf Defizite im Frontal- und Parietallappen sowie des Mittelhirns hin. Diese Kinder zeigen ähnliche Probleme wie die Kinder mit den Schwierigkeiten bei den Folgebewegungen. Sie erleben Herausforderungen beim Lesen, bei der Hand-Auge-Koordination und in der schulischen Leistung.

SAKKADEN AUF EINEN AKUSTISCHEN UND VISUELLEN REIZ

a b

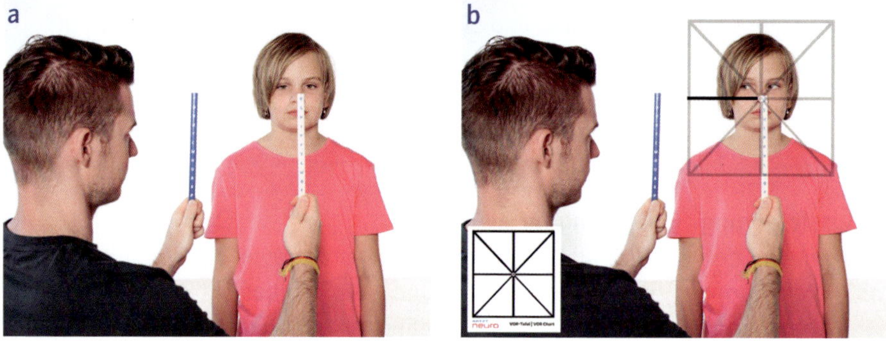

Ausgangsstellung

Zwei Vision Sticks werden wie folgt gehalten: Stick 1 mit ausgestrecktem Arm mittig, auf Augenhöhe. Stick 2 mit ausgestrecktem Arm auf einer der acht Positionen der VOR-Tafel (oben Mitte, oben rechts, rechts, unten rechts, unten Mitte, unten links, links, oben links). Der Abstand zwischen den Sticks beträgt etwa 20 Zentimeter.

Übungsbeschreibung

Den obersten Buchstaben auf dem Stick in der Mitte fixieren und mit dem Blick auf

a. ein akustisches Signal, wie z. B. das Nennen der Stickfarbe oder
b. ein Wackeln des Sticks, auf den obersten Buchstaben des zweiten Sticks springen und wieder zurück. Möglichst schnelle Blickwechsel, aber immer erst wechseln, wenn der Buchstabe klar gesehen wird. Dabei die Buchstaben von oben nach unten laut vorlesen.

Beobachtungen

- Bewegen sich nur die Augen, und der Oberkörper und Kopf bleiben unbewegt?
- Kann die Fixierung direkt und ohne Korrekturen im Endpunkt gehalten werden?
- Tränen die Augen?
- Erzeugt die Übung Müdigkeit, Übelkeit, Schwanken (Gleichgewicht), einen veränderten Muskeltonus (z. B. müde Beine)?

Schlussfolgerung/Bedeutung für die Praxis

Springen die Augen kürzer, als sie sollten, und müssen auf den Fixpunkt nachkorrigiert werden, deutet dies auf eine Problematik des Frontallappens hin. Springen die Augen weiter, als sie sollten, und müssen auf den Fixpunkt zurück korrigiert werden, deutet dies auf eine Problematik des Kleinhirns hin. Kinder mit ungenauen Sakkadenbewegungen fallen im Alltag durch Ungeschicklichkeit auf. Sie greifen vor oder neben den Trinkbecher und schmeißen diesen um, stoßen sich überdurchschnittlich oft und spielen ungerne Ball-, Steck- und Puzzlespiele. Beim Schreiben und Lesen verlieren sie beim Zeilenwechsel oft die Fokussierung und müssen die Textstelle neu suchen.

HASENOHREN – PERIPHERES SEHEN

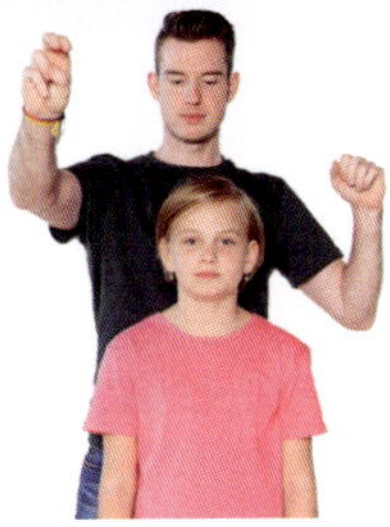

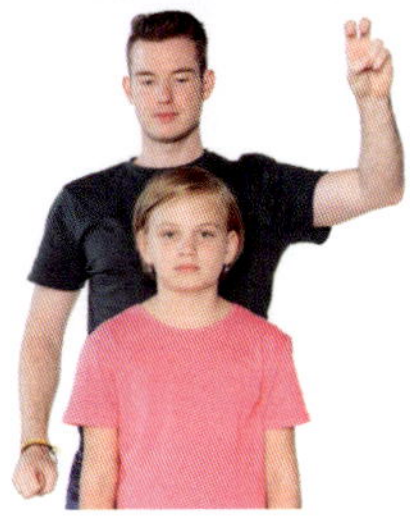

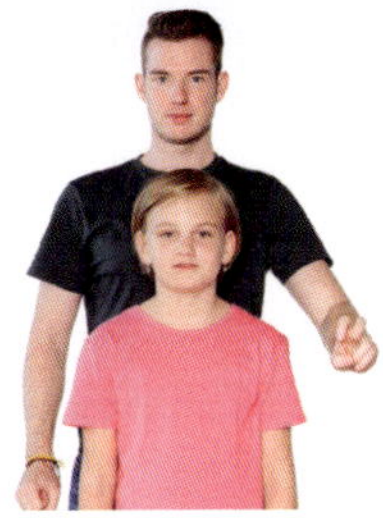

Ausgangsstellung

Aufrechter Stand. Ein Erwachsener steht hinter dem Kind.

Übungsbeschreibung

Der Erwachsene bewegt seine rechte Hand in „Hasenohrenstellung" seitlich am Kopf des Kindes vorbei. Das Kind hat die Aufgabe, STOPP zu rufen, sobald es die Hasenohren sieht. Höhe und Geschwindigkeit werden variiert. Die Seite wechseln.

Beobachtungen

- Gibt es Positionen, die das Kind erst sehr spät wahrnimmt?

Schlussfolgerung/Bedeutung für die Praxis

Einschränkungen im peripheren Sehen können auf eine Einschränkung im Okzipitallappen und Mittelhirn hindeuten. Ein eingeschränktes peripheres Sehen ist für das Gehirn ein Unsicherheitsfaktor. Was das Kind nicht frühzeitig wahrnimmt, auf das kann es nicht schnell reagieren. Dies kann Auswirkungen auf Stabilität und Gleichgewicht, Reaktionsfähigkeit und Aufmerksamkeit haben.

Visuelle Defizite können auf den ersten Blick somit sehr subtil erscheinen, wirken sich jedoch auf viele verschiedene Aspekte des alltäglichen Lebens aus. Sie können die Lese- und Lernfähigkeiten beeinträchtigen, aber auch weitreichende Konsequenzen für die soziale Interaktion und das allgemeine Wohlbefinden haben. Die folgenden spielerischen Übungen können Unreifen des visuellen Systems nachhaltig verbessern.

Visuelle Tools

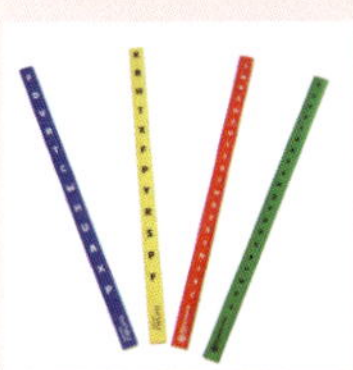

Kleine Tools machen das Training mit Kindern einfacher und erhöhen die Motivation. Mit Vision Sticks, Sehtafeln und dem Marsden-Ball kann die Ansteuerung gezielt verbessert werden und die unterschiedlichen Farben der Sticks können bei schwierigen Übungen Erleichterung schaffen.

5.1.5 NEUROÜBUNGEN

AUGEN-PINGPONG

Basisübung für Kinder mit häufigen Blickverlusten

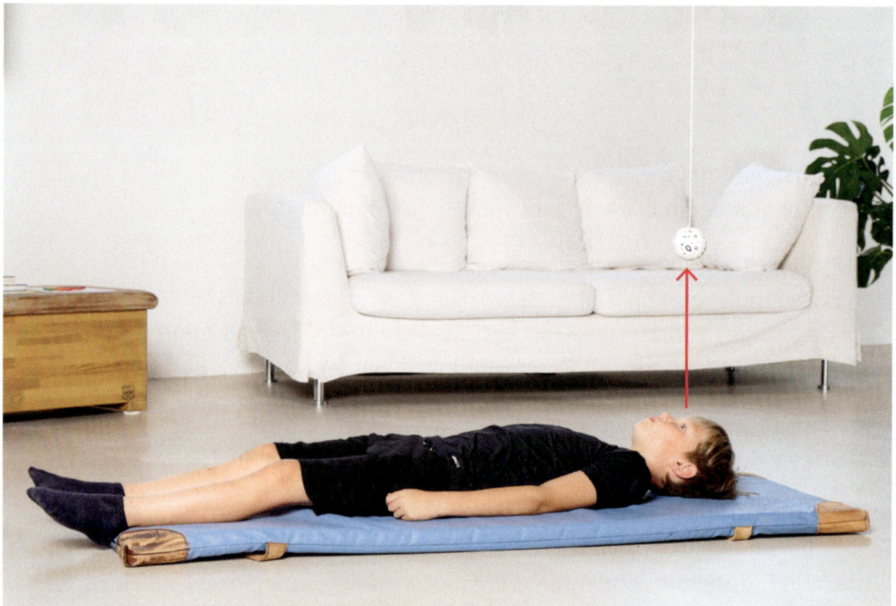

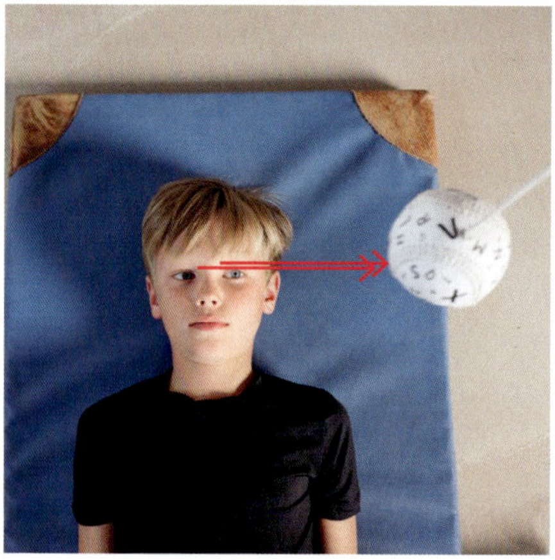

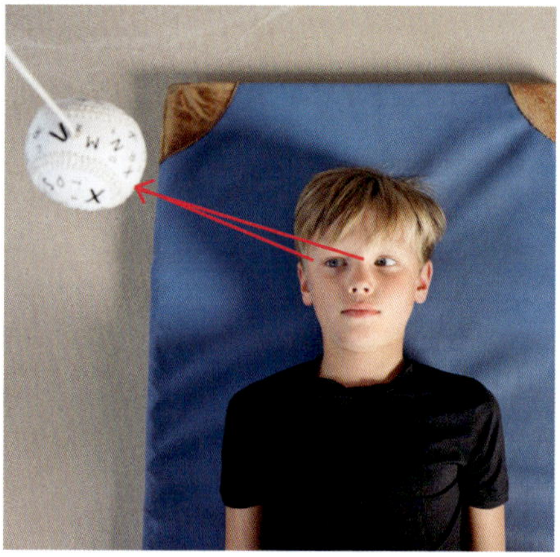

Ausgangsstellung

Entspannte Rückenlage auf dem Boden mit den Augen unterhalb des Marsden-Balls (Abstand circa 40 Zentimeter). Das Kind blickt auf den Buchstaben, unten auf dem Ball. Ein Erwachsener bringt den Ball in leichte Schwingung.

Übungsbeschreibung

Bei unbewegter Kopfposition den pendelnden Ball mit den Augen verfolgen. Mit rechts und links starten, dann hoch und runter und anschließend die Diagonalen und beide Kreisrichtungen.

Dosierung

Zu Beginn 2-mal pro Richtung durchführen und langsam bis auf 10-mal steigern.

Ziel

Eine Verbesserung der Augenfolgebewegungen sowie die Mobilisation der Augenmuskulatur unter Ausschluss des Gleichgewichts soll erreicht werden.

FLIRT MIT DEM SPIEGEL

Basisübung bei Problemen mit isolierten Kopfbewegungen (VOR)

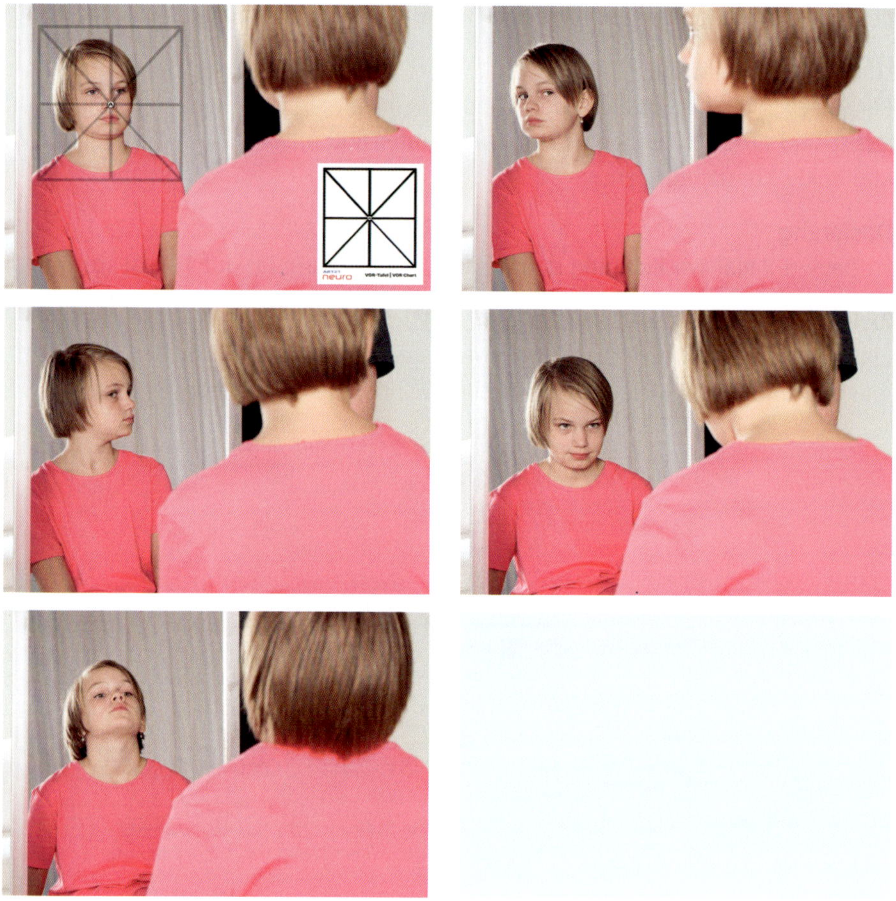

Übungsbeschreibung

Wie im Assessment VOR beschrieben, die Übung ohne Stick vor dem Spiegel ausführen. So hat das Kind ein direktes visuelles Feedback. Sobald es sich selbst nicht mehr in die Augen schauen kann, startet es erneut in der Mitte und führt die Übung erneut und noch langsamer durch.

TIPP: Manchmal helfen Farbbrillen, die Bewegung anzusteuern.

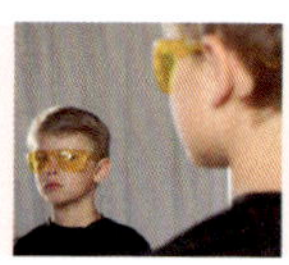

Dosierung

Zu Beginn mit langsamem Tempo 2-mal pro Richtung durchführen. Tempo und Wiederholungen bis auf 10-mal pro Richtung steigern.

Grundlegende Ziele

Eine Verbesserung der Blickfixierung bei gleichzeitigen Kopfbewegungen (VOR = Vestibulookularer Reflex) sowie eine Verbesserung der Rumpf- und Kopfstabilität stehen im Fokus.

Alltagsbezogene Ziele

Eine Verbesserung der Orientierung im Raum und damit mehr Sicherheit und eine zielgenaue visuelle Ansteuerung in Alltag und Sport sollen trainiert werden.

AUGEN-POLIZEI

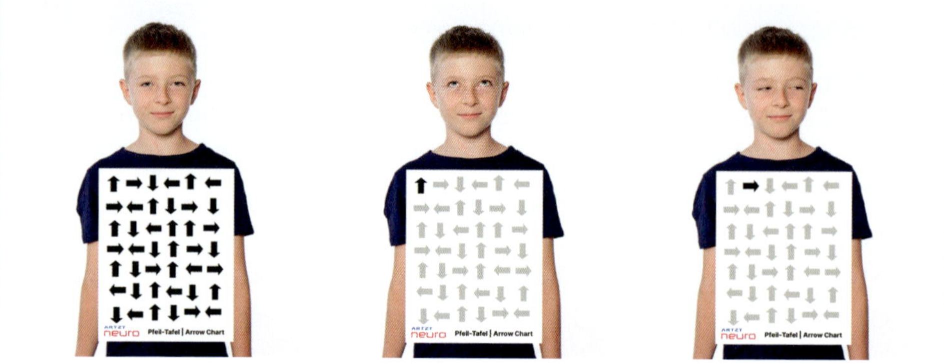

Ausgangsstellung
Die Pfeile-Tafel an eine Wand hängen. Das Kind steht im Abstand von 3-5 Metern vor der Tafel, sodass es die Pfeile scharf sehen kann.

Übungsbeschreibung
Die Augen der Reihen nach in die Pfeilrichtung bewegen. Der Kopf und der Oberkörper bleiben dabei ruhig.

Dosierung
Zu Beginn einmal die gesamte Pfeile-Tafel durcharbeiten. Die Geschwindigkeit steigern und auf Zeit (eine Minute lang) oder Takt (Metronom) arbeiten.

Grundlegende Ziele
Augenmuskeltraining. Eine Verbesserung der visuellen Wahrnehmung durch ein Training von zielgenauen Augensprüngen, die sogenannten *Sakkaden*, soll trainiert werden.

Alltagsbezogene Ziele
Eine Verbesserung der Konzentration sowie der Aufmerksamkeit und die zielgenaue Fokussierung bewegter Objekte im Sport werden trainiert.

AUGENSLALOM

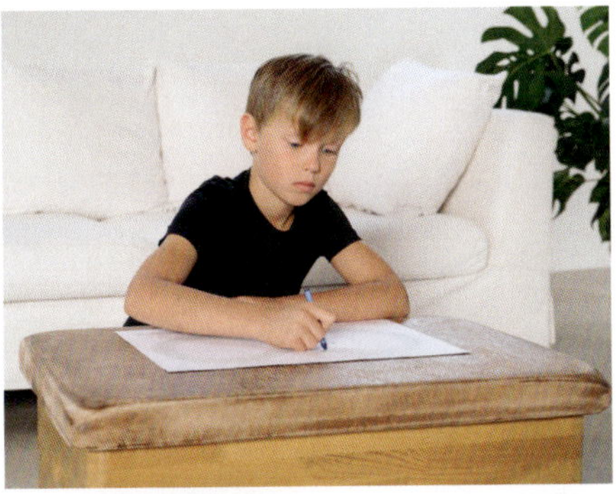

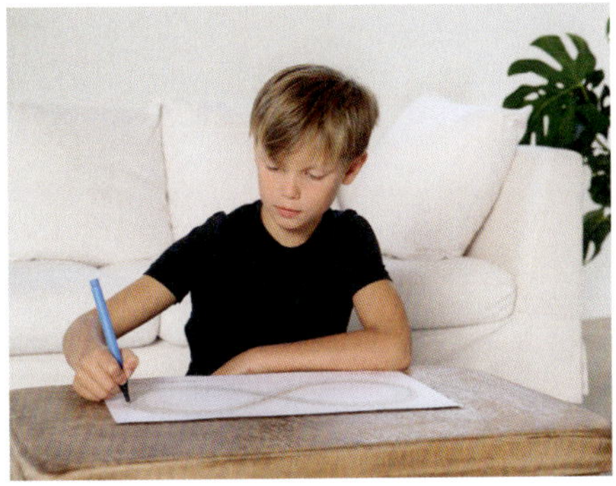

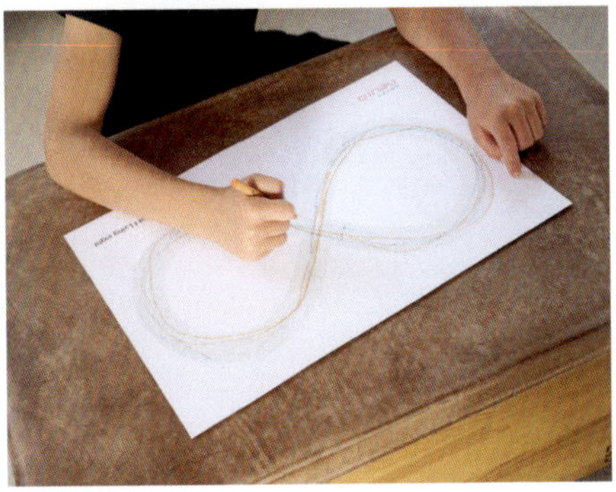

Ausgangsstellung

Aufrechter Sitz. Das Blatt mit der liegenden Acht liegt auf der Schreibunterlage.

Übungsbeschreibung

Mit einem dicken Buntstift die Acht schwungvoll nachmalen und dabei versuchen, auf der Linie zu bleiben. Die Augen verfolgen die Stiftspitze. Auf Kommando des Elternteils wird die Richtung oder die Geschwindigkeit gewechselt. Die Stiftfarbe zwischendurch immer mal wechseln. Die Hand wechseln.

Dosierung

Solange es Spaß macht.

Grundlegende Ziele

Augenmuskeltraining. Eine Verbesserung der visuellen Wahrnehmung durch fließende Augenfolgebewegungen ist das Trainingsziel.

Alltagsbezogene Ziele

Eine Verbesserung der Hand-Auge-Koordination, der Mittellinienüberkreuzung sowie der Finger-Hand-Motorik steht im Zentrum des Trainings.

SEHEN NACH ZAHLEN

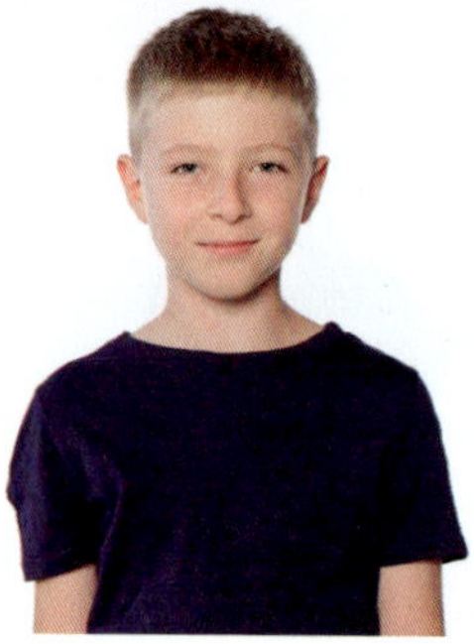

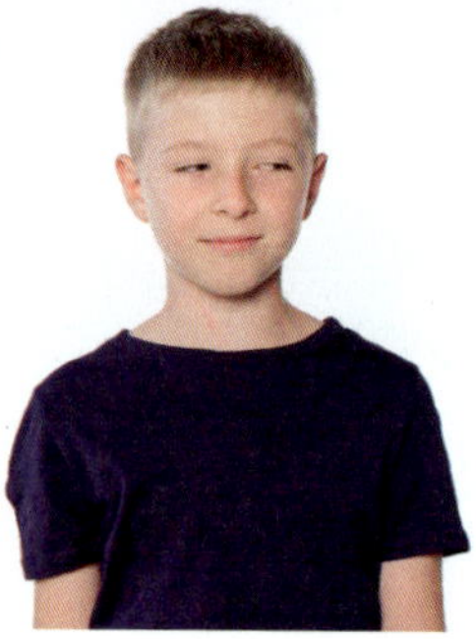

15 19
5
3
8
13 2
12 4 17
10
18
14
20
7
6
16
11
9 1

ARTZT neuro

Ziffernsuche-Tafel | Number Search Chart

Ausgangsstellung

Aufrechter Stand etwa einen Meter vor einer Wand. Die Zahlentafel hängt auf Augenhöhe an der Wand.

Übungsbeschreibung

Mit den Augen möglichst schnell von Zahl zu Zahl springen:

a. Eigenständig in aufsteigender Reihenfolge. Dabei werden die Zahlen laut genannt.
b. Eigenständig in absteigender Reihenfolge. Dabei werden die Zahlen laut genannt.
c. Nach Vorgabe eines Erwachsenen, der die Zahlen laut und in beliebiger Reihenfolge nennt.

Zusätzlich kann das Kind mit dem Finger auch auf die entsprechende Zahl tippen.

Dosierung

Solange es Spaß macht.

Grundlegende Ziele

Augenmuskeltraining. Eine Verbesserung der visuellen Wahrnehmung durch zielgenaue Augensprünge, die sogenannten Sakkaden, und eine Blickfokussierung werden trainiert.

Alltagsbezogene Ziele

Es sollen eine Verbesserung der Konzentration und Aufmerksamkeit sowie eine zielgenaue Fokussierung bewegter Objekte im Sport erreicht werden.

SYNCHRONVERFOLGUNG MIT DEN AUGEN

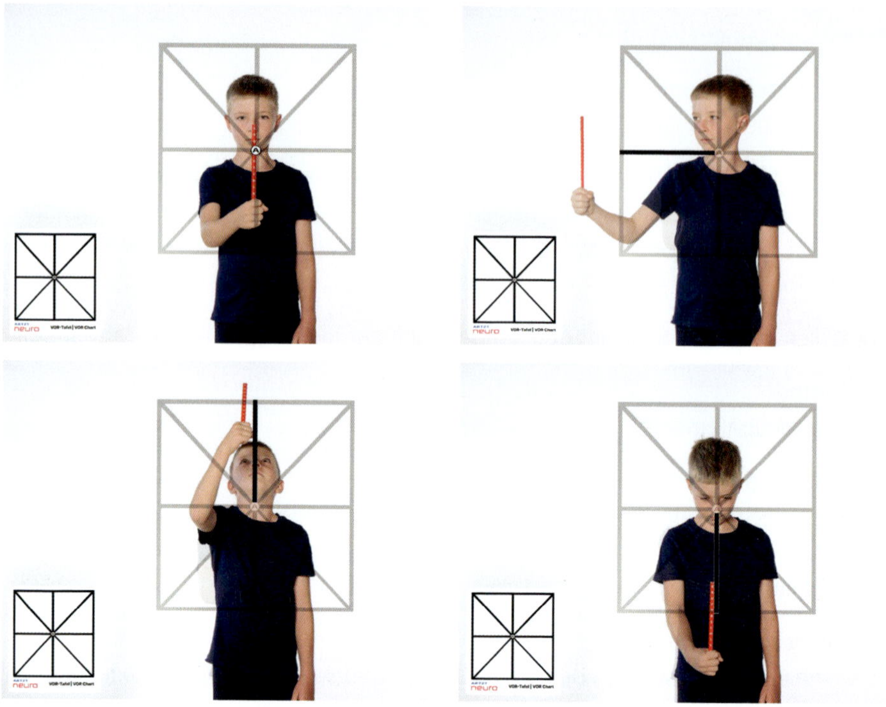

Ausgangsstellung
Der Vision Stick wird mit leicht gebeugtem Arm auf Höhe der Nasenspitze gehalten.

Übungsbeschreibung
Den obersten Buchstaben auf dem Stick mit den Augen fixieren und Kopf und Stick gleichzeitig in folgende Richtungen bewegen: rechts, oben, unten, links. Der Oberkörper bleibt dabei frontal ausgerichtet. 2-3-mal pro Richtung.

Dosierung
Zu Beginn mit langsamem Tempo zweimal pro Richtung durchführen. Tempo und Wiederholungen bis auf 10-mal pro Richtung steigern.

Grundlegende Ziele
Eine Verbesserung der Zusammenarbeit von Blickfixierung und Kopfbewegungen (VOR-C = Vestibulookulare Reflex Cancellation, also Aufhebung des Reflexes) sowie eine Verbesserung der Ansteuerung von Kopfbewegungen werden trainiert.

Alltagsbezogene Ziele
Eine Verbesserung der Orientierung im Raum und damit mehr Sicherheit und eine zielgenaue visuelle Ansteuerung in Alltag und Sport stehen im Zentrum des Trainings.

PIRATENKAMPF

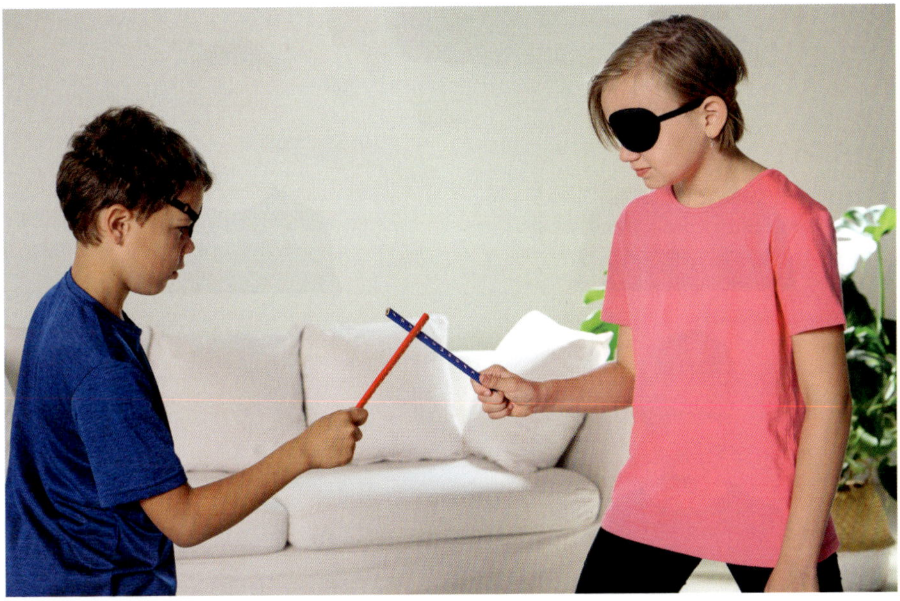

Ausgangsstellung
Zwei Kinder stehen sich mit einem Abstand von circa 50 Zentimetern gegenüber und halten einen Vision Stick in der Hand. Ein Auge wird mit der Augenklappe abgedeckt.

Übungsbeschreibung
Abwechselnd berühren die Kinder mit ihrem Stick je einen Buchstaben auf dem Stick des Partnerkindes und benennen diesen oder bilden ein Wort mit dem Anfangsbuchstaben, welches sie buchstabieren. Nach je 10 „Treffern" wird die Augenklappe auf das andere Auge gewechselt.

Dosierung
Solange es Spaß macht.

Grundlegende Ziele
Eine Verbesserung der visuellen monokularen Wahrnehmung soll erreicht werden.

Alltagsbezogene Ziele
Eine Verbesserung der Fokussierung und der Hand-Auge-Koordination und damit mehr Sicherheit und eine zielgenaue visuelle Ansteuerung in Alltag und Sport werden trainiert.

WIE GEHT´S?

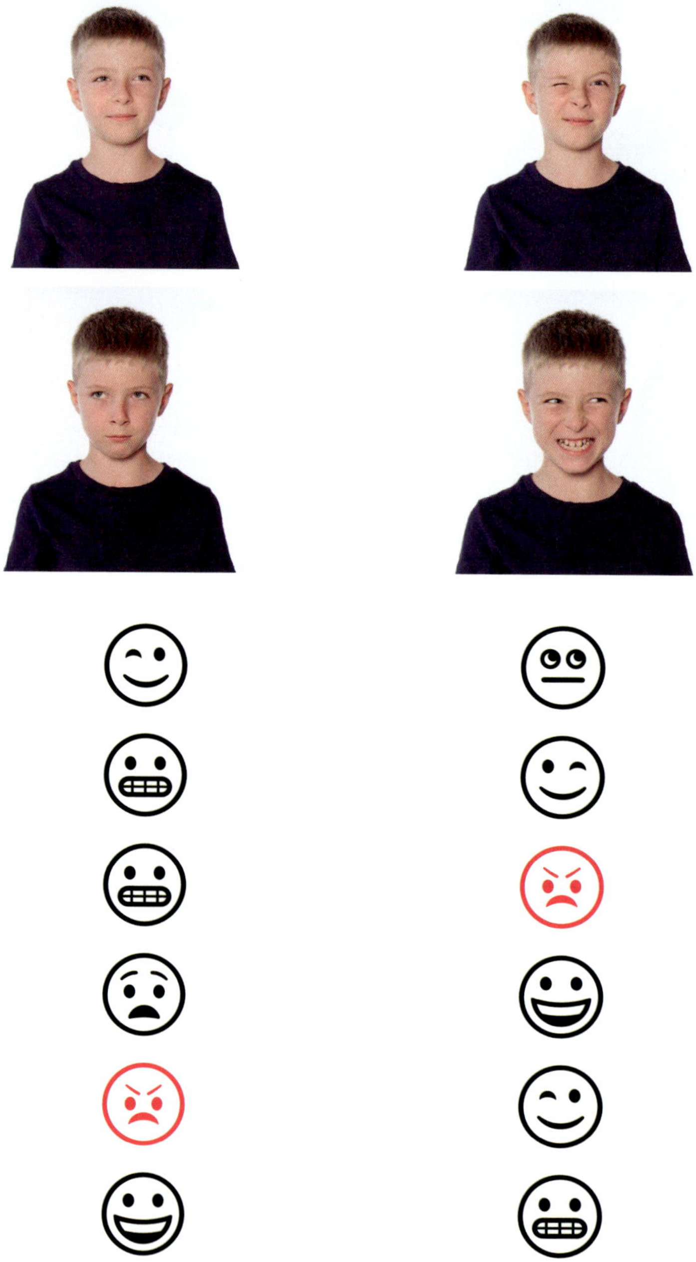

ARTZT neuro

Sakkaden Tafel Emotionen
Saccade Chart Emotions

Ausgangsstellung

Die Tafel an eine Wand hängen. Das Kind steht im Abstand von zwei Metern vor der Tafel, sodass es die Symbole scharf sehen kann.

Übungsbeschreibung

Mit den Augen von links nach rechts und von oben nach unten, von Gesicht zu Gesicht springen und die dargestellte Mimik imitieren.

Dosierung

Einmal die gesamte Tafel durchgehen.

Grundlegende Ziele

Eine Verbesserung von Empathie und visueller Wahrnehmung durch zielgenaue Augensprünge, sogenannte Sakkaden, und eine Blickfokussierung werden trainiert.

Alltagsbezogene Ziele

Eine Verbesserung von Konzentration und Aufmerksamkeit sowie der Fähigkeit, Emotionen zu erkennen und darzustellen, steht im Zentrum des Trainings.

LASERAUGEN

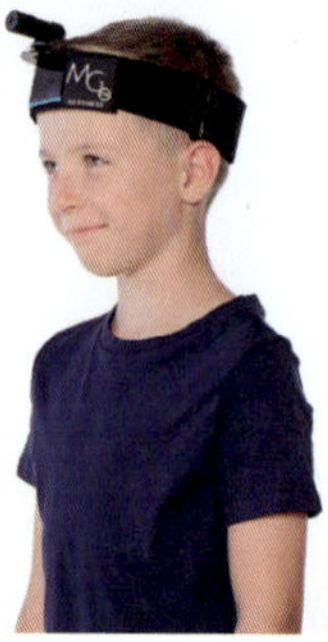

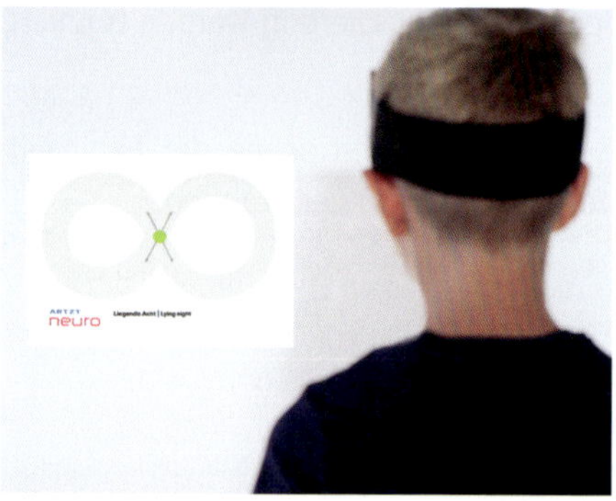

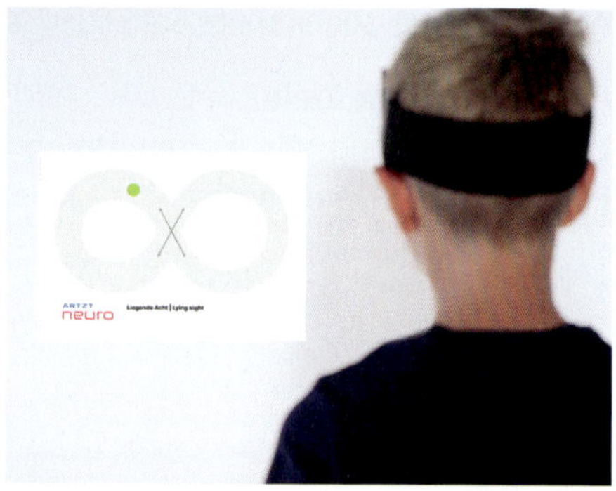

Ausgangsstellung

Die Liegende-Acht-Tafel an eine Wand hängen. Das Kind steht im Abstand von 3-5 Metern vor der Tafel, sodass es die Linie scharf sehen kann.

Übungsbeschreibung

Der Motion Guidance Laser ist am Kopf befestigt und zeigt geradeaus. Nun mit dem Lichtpunkt des Lasers die Linien auf der Tafel nachfahren.

Dosierung

2-3-mal pro Richtung durchführen.

Grundlegende Ziele

Der Fokus liegt auf einer Verbesserung der Ansteuerung von Kopfbewegungen sowie auf der Zusammenarbeit des visuellen und motorischen Wahrnehmungssystems.

Alltagsbezogene Ziele

Eine Verbesserung der Orientierung im Raum und damit mehr Sicherheit und eine zielgenaue visuelle Ansteuerung in Alltag und Sport sollen erreicht werden.

ASTEROIDENABWEHR

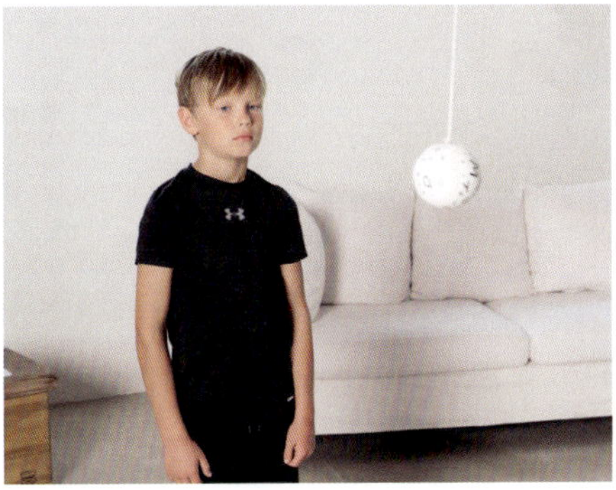

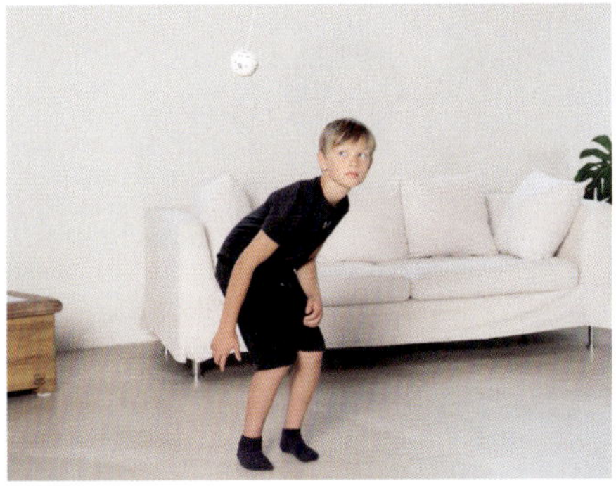

Ausgangsstellung

Stand in der Raummitte mit einer Armlänge Abstand vom auf Augenhöhe hängenden Marsden-Ball.

Übungsbeschreibung

Den Marsden-Ball schwungvoll anschubsen, sodass er eine kreisende Bewegung beschreibt. Sich einmal ducken und ihn einmal fangen und dabei den Buchstaben, der zur Hand zeigt, nennen. Alternativ ein Wort mit diesem Buchstaben bilden.

Dosierung

Solange es Spaß macht, mindestens 10 Buchstaben lang durchführen.

Grundlegende Ziele

Das Training des dreidimensionalen Sehens und die Aktivierung des Gleichgewichts stehen im Zentrum dieser Übung.

Alltagsbezogene Ziele

Eine Verbesserung der dynamischen Hand-Auge-Koordination als Grundlage für alle Spiel- und Ballsportarten wird trainiert.

AROUND THE WORLD

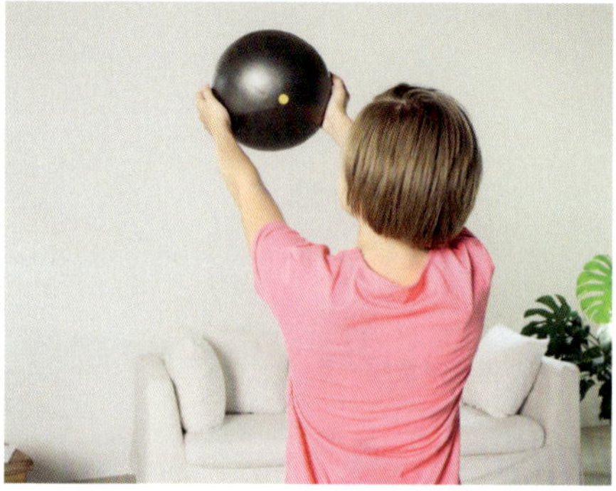
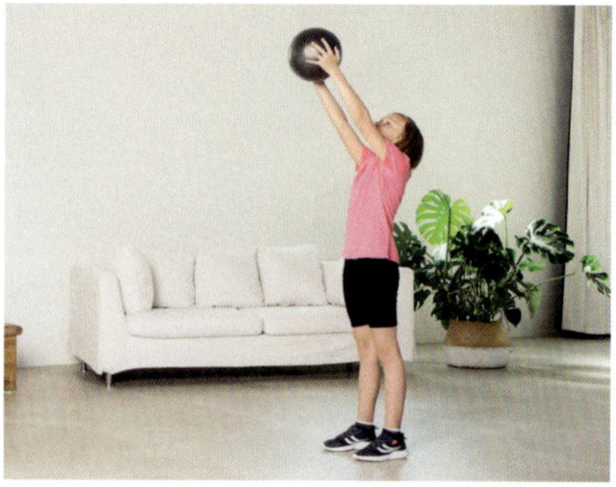
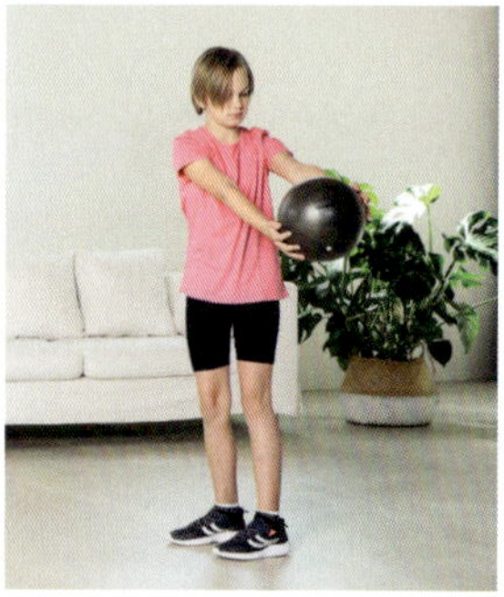
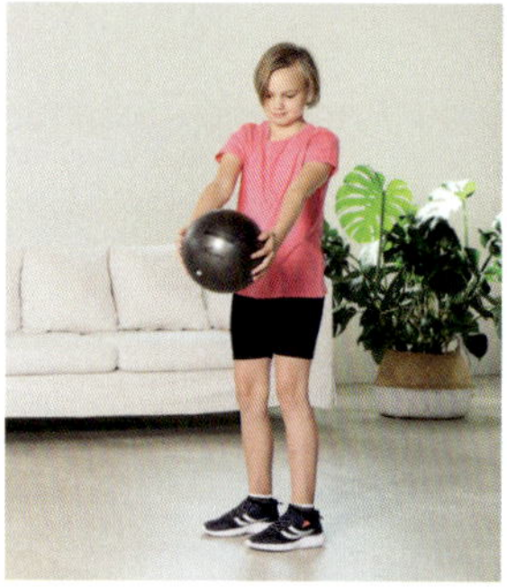
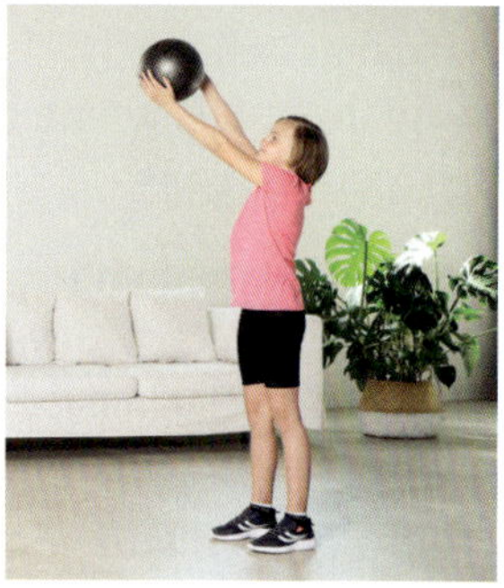

Ausgangsstellung
Stand. Der Miniball wird mit ausgestreckten Armen vor dem Körper gehalten und der bunte Punkt mit den Augen fixiert.

Übungsbeschreibung
Den Ball mit gestreckten Armen über den Kopf bewegen und den Kopf gleichzeitig nach hinten neigen. Den Ball über die rechte Seite nach unten und über die linke Seite zurück nach oben führen. Der Blick bleibt die ganze Zeit auf dem Punkt. Der Oberkörper darf sich mitbewegen.

Dosierung
2-mal durchführen, dann die Richtung wechseln.

Grundlegende Ziele
Der Fokus liegt auf der Kopfansteuerung, der Koordination sowie auf der Aktivierung des Gleichgewichts.

Alltagsbezogene Ziele
Das Training verfolgt folgende Ziele: eine Fixierung von bewegten Objekten, das koordinierte Zusammenspiel von Kopf-, Arm- und Augenbewegungen in Bewegung als Grundlage für nahezu alle Sport- und Bewegungsformen.

PIRATENSPIELE

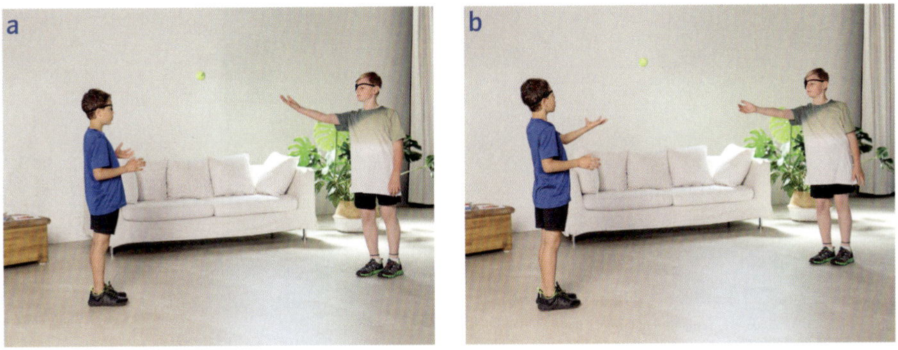

Ausgangsstellung

Zwei Kinder stehen sich im Abstand von 3-5 Metern gegenüber. Jedes Kind hat einen Tennisball in der Hand und eine Augenklappe auf einem Auge.

Übungsbeschreibung

Den Ball zuwerfen und fangen:

a. beidhändig,

b. einhändig.

Die Augenklappe wechseln. Alternativ kann die Übung auch alleine gegen eine Wand durchgeführt werden. Zum Abschluss sollten immer 3-5 Würfe ohne Augenklappe, also beidäugig, durchgeführt werden.

Dosierung

Solange es Spaß macht. Mindestens 5-mal pro Hand oder 10-mal beidhändig durchführen.

Grundlegende Ziele

Eine Verbesserung von Vergenz und der Hand-Auge-Koordination sowie eine Verringerung vorhandener Augendominanzen werden trainiert.

Alltagsbezogene Ziele

Der Fokus liegt auf einem besseren beidäugigen Seheindruck. Es soll eine klare Fokussierung bewegter Objekte und damit mehr Sicherheit und Erfolg im Ballsport trainiert werden.

VOLLE SICHT VORAUS

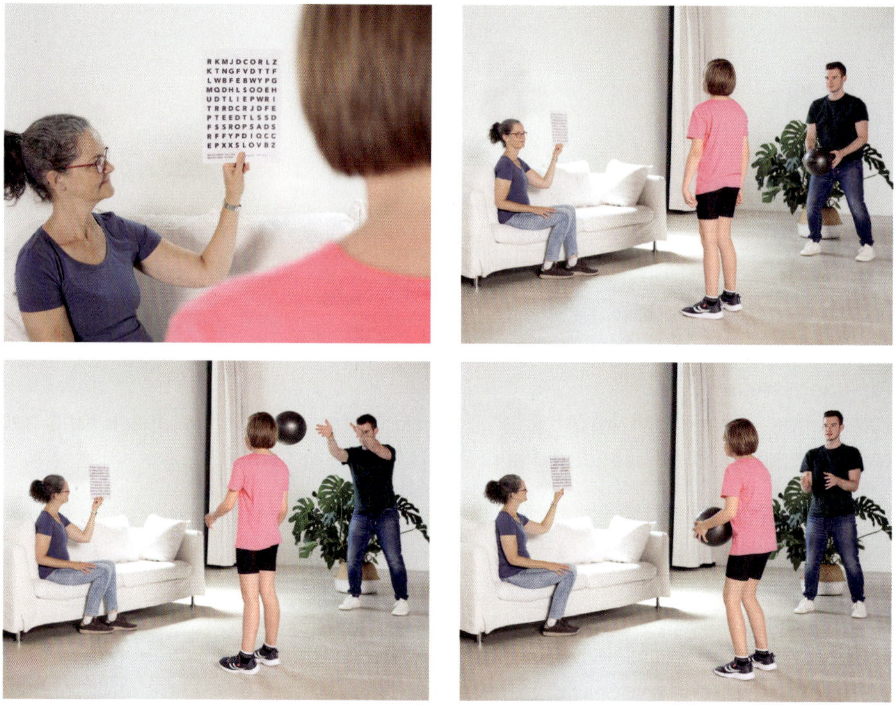

Ausgangsstellung

Stand mit Blick auf die Ferntafel. Ein Erwachsener steht in 3-5 Meter Abstand seitlich neben dem Kind und hat einen Miniball in der Hand.

Übungsbeschreibung

Während das Kind geradeaus schaut und die Buchstaben vorliest, wird der Ball von rechts geworfen und muss gefangen werden. Die Seite wechseln.

Dosierung

5-10-mal pro Seite durchführen.

Grundlegende Ziele

Die Verbesserung des peripheren Sehens steht im Mittelpunkt des Trainings.

Alltagsbezogene Ziele

Die Erhöhung der Sicherheit im Alltag sowie schnellere und bessere Leistungen im Mannschaftssport sollen erreicht werden.

SONNENFINSTERNIS

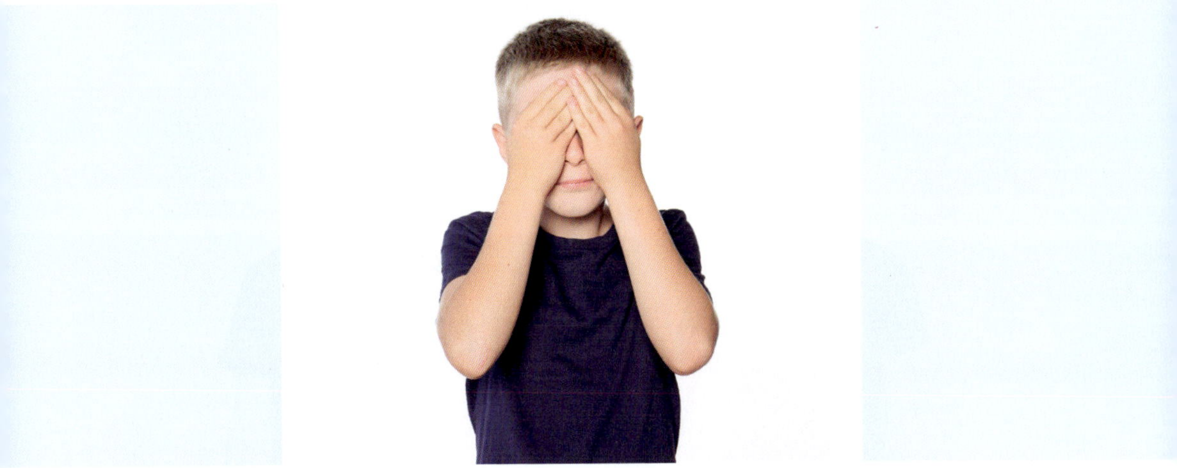

Ausgangsstellung
Sitz oder Stand.

Übungsbeschreibung
Die Handflächen schnell aneinander reiben, bis sie warm sind. Dann die Hände mit leichter Wölbung auf die Augen legen, sodass kein Licht von außen mehr zu sehen ist. Die Dunkelheit für einige Sekunden genießen.

Ziel
Die Augenentspannung steht im Mittelpunkt.

BLINZELGEWITTER

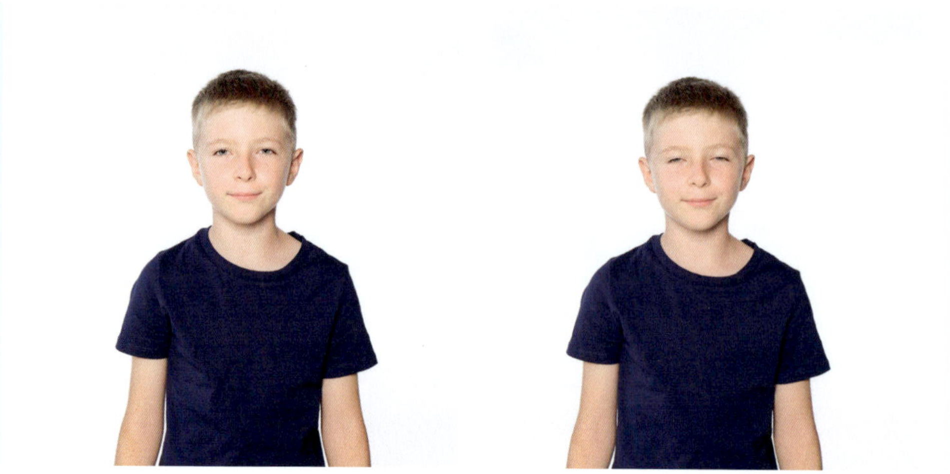

Ausgangsstellung
Sitz oder Stand.

Übungsbeschreibung
Mehrfach hintereinander blinzeln. Empfehlenswert nach jeder Augenübung.

Dosierung
10-20 Sekunden lang durchführen.

Ziel
Die Augenentspannung soll mit dieser Übung verbessert werden.

AKROBATIK

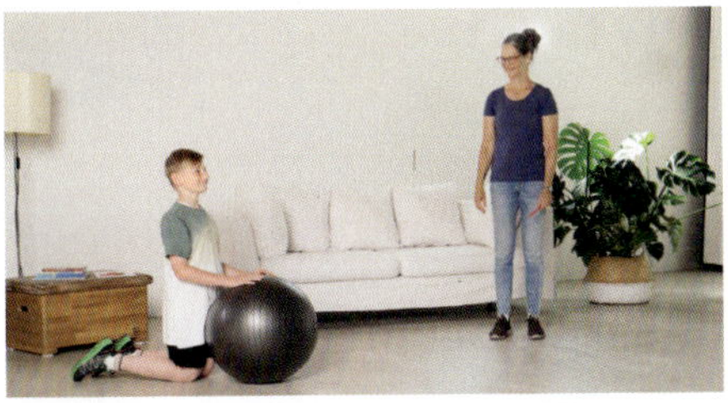
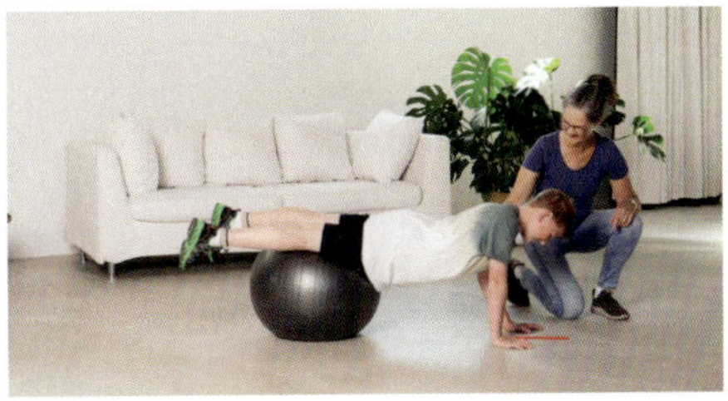
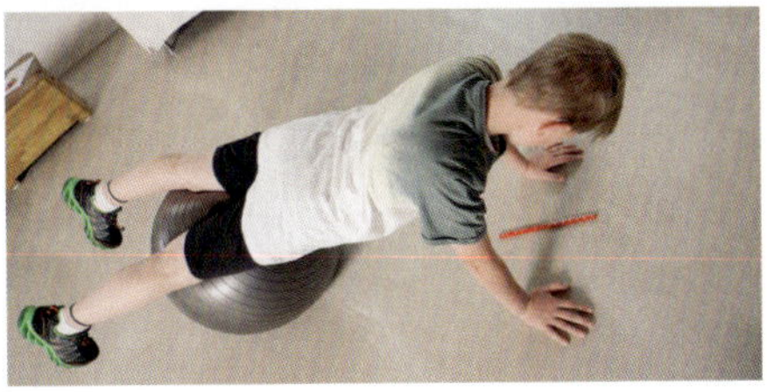

Ausgangsstellung
Kniestand vor dem Ball. Die Hände liegen auf dem Ball.

Übungsbeschreibung
Über den Ball rollen bis in den Handstütz. Die Hüfte liegt auf dem Ball. Langsam bis zu den Oberschenkeln vor- und wieder zurückrollen und dabei die auf dem Boden liegenden Buchstaben lesen.

Dosierung
5-mal vor- und zurückrollen.

Variante
In der vorderen Stützposition Liegestütze ausführen und dabei die Buchstaben laut vorlesen (Nah- und Fernsicht).

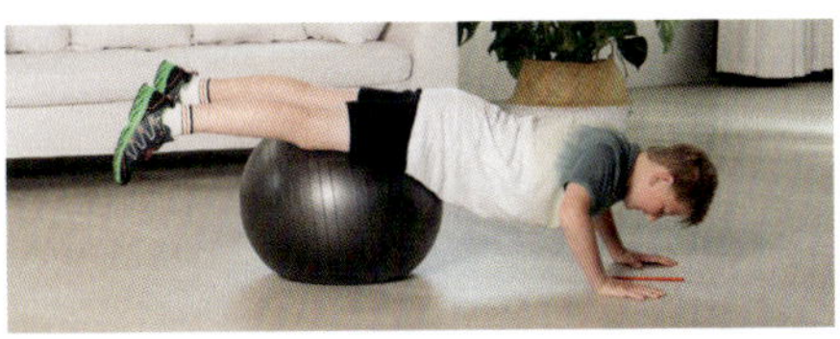

Allgemeine Ziele
Eine Verbesserung der räumlichen Orientierung und der Rumpfstabilität sowie eine Aktivierung des Gleichgewichts werden trainiert.

Alltagsbezogene Ziele
Mehr Sicherheit und Stabilität. Der Fokus liegt auf der Aufrechterhaltung des Augenfokus auch in der Bewegung, der in vielen Sportarten benötigt wird.

ACHTERLAUF

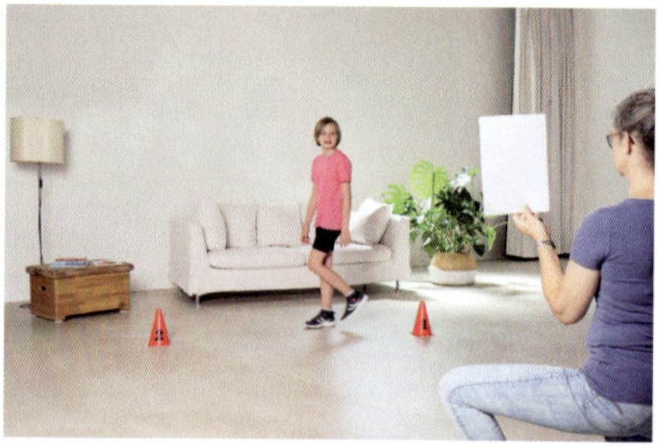

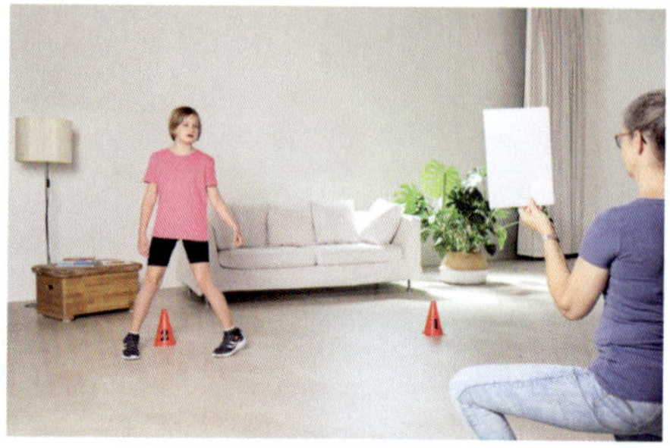

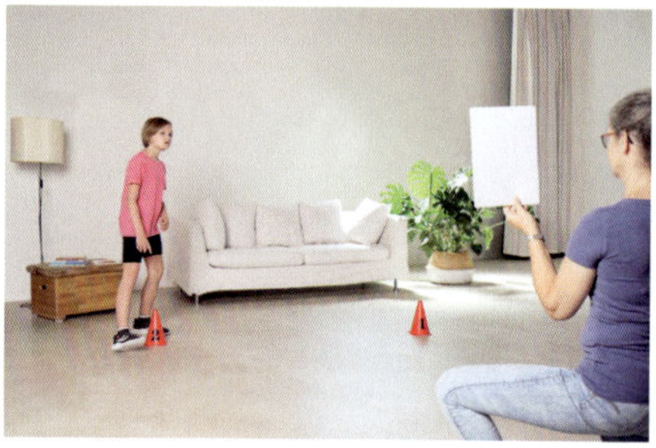

R K M J D C O R L Z
K T N G F V D T T F
L W B F E B W Y P G
M Q D H L S O O E H
U D T L I E P W R I
R R R D C R J D F E
P T E E D T L S S D
F S S R O P S A D S
R F F Y P D I Q C C
E P X X S L O V B Z

ARTZT neuro

Nah/Fern-Tafeln - Fern Tafel
Near/Far-Charts - Far Chart

Ausgangsstellung

Zwei Hütchen stehen im Abstand von 5 Metern auf dem Boden. Ein Erwachsener hält die Ferntafel und stellt sich 3-5 Meter entfernt (mittig zwischen den Hütchen) auf. Das Kind stellt sich rechts neben ein Hütchen.

Übungsbeschreibung

Während das Kind in der Form der liegenden Acht um die Hütchen geht, bleibt der Blick durchgehend auf die Ferntafel gerichtet und die Buchstaben werden laut vorgelesen.

Variante

Anstatt zu gehen, läuft oder hüpft das Kind.

Dosierung

Einmal die komplette Buchstabentafel lesen.

Allgemeine Ziele

Eine Verbesserung der räumlichen Orientierung sowie eine Aktivierung des Gleichgewichts stehen im Mittelpunkt des Trainings.

Alltagsbezogene Ziele

Mehr Sicherheit. Die Aufrechterhaltung des Augenfokus, auch in der Bewegung, wird trainiert, der in vielen Sportarten benötigt wird.

ABLENKUNGSMANÖVER

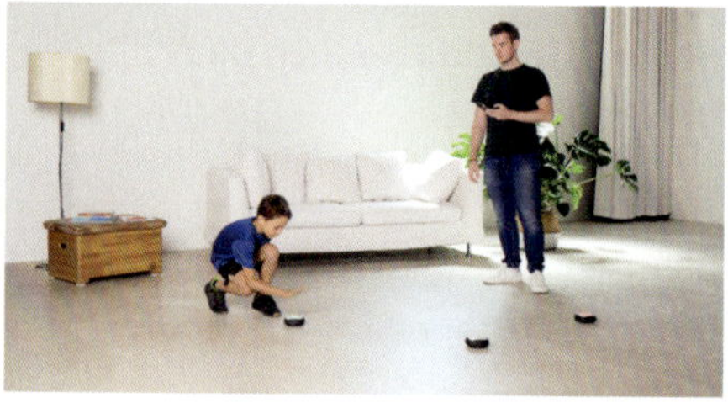

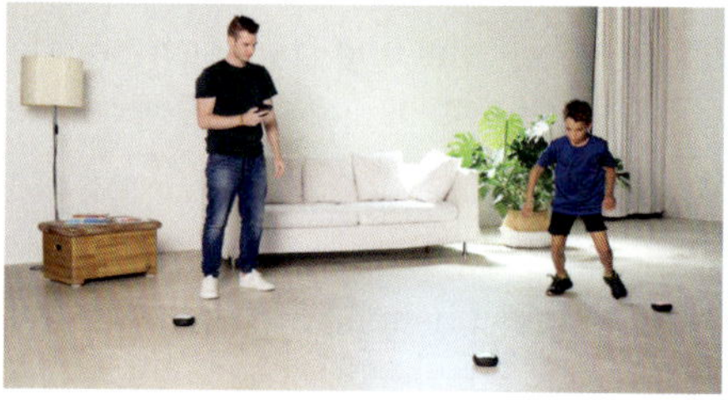

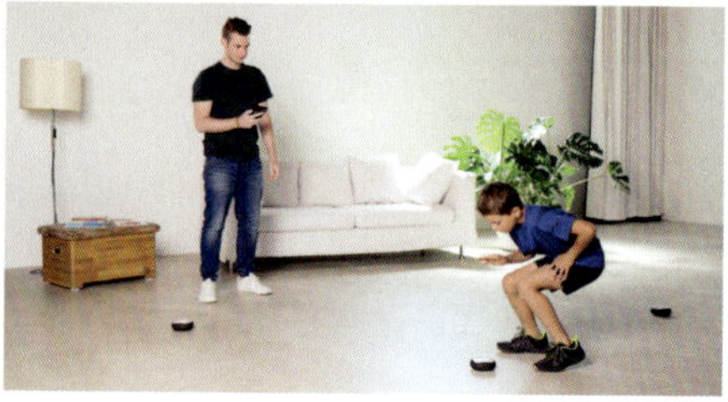

Ausgangsstellung

Die ROX werden im Raum platziert und das App-Programm „Ablenkung" wird ausgewählt.

Übungsbeschreibung

Das Kind schaltet die ROX aus, die grün leuchten. Die roten Signale werden ignoriert. Als Variante kann auch die Seitigkeit mit einbezogen werden, indem das Kind die grünen Lichter mit der linken und die roten mit der rechten Hand ausschaltet.

Dosierung

Solange es Spaß macht.

Allgemeine Ziele

Die Verbesserung der visuellen Wahrnehmung steht im Mittelpunkt des Trainings.

Alltagsbezogene Ziele

Das Augenmerk liegt auf der Verbesserung der räumlichen Orientierung und somit von Sicherheit und Selbstbewusstsein. Es sollen eine verbesserte Konzentration, Aufmerksamkeit und Seitigkeit trainiert werden.

ROX

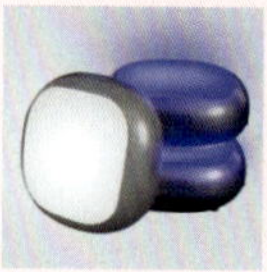

Informationsverarbeitung im Gamingmodus und mit ganz viel Spaß, das bieten die von der App gesteuerten ROX. Sie blinken in bunten Farben, vibrieren und schulen spielerisch die Aufmerksamkeit, das Seitenverständnis und vieles mehr.

Im nächsten Kapitel schauen wir uns mit dem Gleichgewicht das sogenannte *vestibuläre System* an. Auch hier wird zunächst kurz auf die Entwicklung im ersten Lebensjahr eingegangen, bevor seine Funktionsweise und deren Bedeutung für alltägliche, sportliche und schulische Aufgaben erklärt wird. Abschließend folgen dann wieder Testungen und Übungen für dieses Wahrnehmungssystem.

5.2 VESTIBULÄRES SYSTEM

Neben dem visuellen System ist das Gleichgewicht für Bewegung, Sport, aber auch fürs Lernen von entscheidender Bedeutung. Der Vestibularapparat sitzt im Innenohr und ist immer aktiv. Er beantwortet unserem Gehirn permanent die Fragen:

- Wo bin ich?
- Bewege ich mich und wenn ja, in welche Richtung?
- Wo ist oben und unten?

Er ist sozusagen unser körpereigenes Navigationssystem und richtet uns gegen die Schwerkraft auf. Ohne diesen Sinn könnten wir weder aufrecht stehen, unseren Kopf halten noch die meisten unserer Gliedmaßen sowie unsere Augen gezielt steuern. Im Unterschied zum visuellen System sind wir uns seiner permanenten Arbeit nicht bewusst, da dieser Sinn überwiegend unterhalb der Kortexebene agiert.

5.2.1 ENTWICKLUNG IM ERSTEN LEBENSJAHR

Der Vestibularapparat entwickelt sich zusammen mit dem Gehörsinn und das schon sehr früh in der embryonalen Entwicklung, bereits fünf Wochen nach der Zeugung. Beide Systeme, vestibulär und auditiv, stehen in sehr enger Verbindung, befinden sich im Innenohr und teilen sich den Hirnnerv Nervus vestibulocochlearis. Somit kann eine Aktivierung des Gleichgewichts auch zu Verbesserungen der auditiven Wahrnehmung führen und umgekehrt.

Der Gleichgewichtsnerv ist der erste Hirnnerv, der bereits zum Ende des ersten Schwangerschaftsdrittels mit der Myelinbildung beginnt. Schon im fünften Schwangerschaftsmonat hat der Gleichgewichtsapparat seine finale Form und Größe erreicht. Aufgrund dieser frühzeitigen Entwicklung kann der Embryo bereits im Mutterleib auf Bewegungsreize reagieren und sich vorgeburtlich entwickeln.

Verläuft die Entwicklung normal und der Embryo erhält über die Bewegung der Mutter ausreichende Bewegungsreize, so ermöglicht er diesem bereits eine Orientierung entsprechend der Schwerkraft. Dies veranlasst den Fötus, sich einige Tage vor der Geburt in der Gebärmutter mit dem Kopf nach unten auszurichten. Ein erstes Zeichen für eine funktionsfähige Anlage.

Direkt nach der Geburt agiert der Gleichgewichtssinn überwiegend auf Reflexebene und ist für die typischen Haltungs-, Kopfstell- und Labyrinthreflexe verantwortlich, die von den Kinderärzten überprüft werden.

Dabei erfasst der Gleichgewichtssinn Veränderungen der Kopfposition und reagiert mit spezifischen Bewegungen der Gliedmaßen, um das Gleichgewicht zu bewahren. Diese Bewegungsmuster bleiben bis ins Erwachsenenalter erhalten, sollten dann jedoch nicht mehr durch einfache Kopfbewegungen oder visuelle Reize ausgelöst werden (Eliot, 2012).

5.2.2 DAS NAVI IN UNSEREM KÖRPER

Die Gleichgewichtsorgane befinden sich im Innenohr und nehmen mit ihren je drei Bogengängen und zwei Vorhofsäckchen - Sacculus und Utriculus - jede Verlagerung von Kopf und Körper im Raum wahr. Die drei Bogengänge sind mit Flüssigkeit gefüllt und in drei verschiedenen Ebenen - horizontal, vertikal und sagittal - und in einem bestimmten Winkel zueinander angeordnet.

Bei Drehbewegungen des Kopfs bewegt sich die Flüssigkeit in den Bogengängen, was wiederum sensorische Zellen stimuliert, welche die Lageinformation über den Hörnerv an das Gehirn (Hirnstamm) weiterleiten. Wenn wir unseren Kopf neigen oder unseren Körper horizontal oder vertikal beschleunigen, bewegen sich winzige Kristalle in den Vorhofsäckchen in Abhängigkeit von der Schwerkraft und stimulieren ebenfalls sensorische Zellen (Beck, Anastasiadou & Meyer zu Reckendorf, 2018).

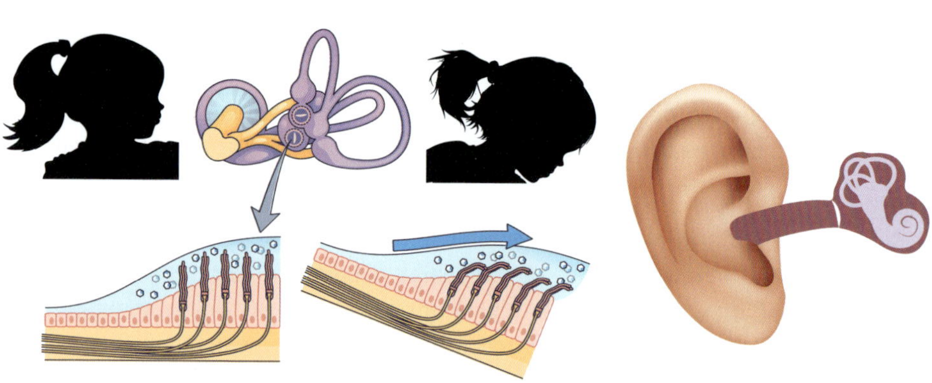

Abb. 12: Das Gleichgewichtsorgan

Ohne dieses Organ könnten wir bei wechselnden Positionen und Bewegungen das Gleichgewicht nicht halten. Das Gleichgewichtsorgan ist immer in Aktion und stabilisiert unsere Körpermitte und unterstützt so auch feinmotorische Bewegungen der Extremitäten. Es hilft uns, unsere statische Position im Raum sowie Beschleunigung, Verzögerung und Richtungsänderungen wahrzunehmen. Es lässt uns Verlagerungen unseres Körpers auch in Bezug zur Umgebung wahrnehmen und spielt dadurch eine wichtige Rolle für die Orientierung im Raum.

Zudem arbeitet das Gleichgewichtsorgan eng mit unseren Augen zusammen. Es gleicht zum Beispiel durch Bewegungen verursachte, unwillkürliche Kopfbewegungen aus und hält damit unser Sehen stabil. Eine sehr hilfreiche Funktion, die es uns ermöglicht, einen klaren und fokussierten Blick auf unsere Umgebung zu behalten, auch wenn wir uns bewegen.

Dies wird durch einen Reflex ermöglicht, der sich Vestibulookulärer Reflex (VOR) nennt und der vom vestibulären System ausgeführt wird. Zusätzlich zum VOR gibt es noch den VOR-C. Das C steht für das englische Wort *cancellation* und beschreibt die Funktion der Unterdrückung des VOR, wenn es notwendig ist, einem bewegten Objekt mit einer Kopfbewegung und einer Blickfixierung zu folgen. So bleibt das fokussierte Objekt klar und stabil im Blickfeld, selbst wenn der Kopf in Bewegung ist.

Nicht weniger wichtig sind andere Reflexe, die vom vestibulären System ausgelöst werden. Der Vestibulo-Collic Reflex (VCR) etwa zieht zu den Muskeln des Nackens und sorgt dafür, dass der Kopf während der Bewegung stabil bleibt. Der Vestibulo-Spinal Reflex (VSR) wiederum zieht zu den Rumpfmuskeln und spielt eine Schlüsselrolle in der Stabilisierung des Torsos.

Durch die Koordination dieser Muskeln hilft der VSR uns, das Gleichgewicht zu bewahren, besonders wenn wir uns in Bewegung setzen oder unsere Position verändern. In der Summe arbeiten diese Reflexe harmonisch zusammen, um unsere Interaktion mit der Umgebung so reibungslos und effizient wie möglich zu gestalten. Sie sind essenzielle Komponenten in der komplexen Kette der sensorischen Verarbeitung und motorischen Ausführung und damit ein fundamentaler Teil unserer täglichen Erfahrung der Welt.

Zusammenfassend kann durch die Integration der Informationen aus dem Gleichgewichtsorgan, den Augen und anderen sensorischen Systemen das Gehirn (Gleichgewichtskerne, Hirnstamm) ein umfassendes Bild unserer Position und Bewegung im Raum erstellen. Dieses Zusammenspiel ermöglicht es uns, uns sicher zu bewegen, Hindernisse zu umgehen und uns in unserer Umgebung zu orientieren.

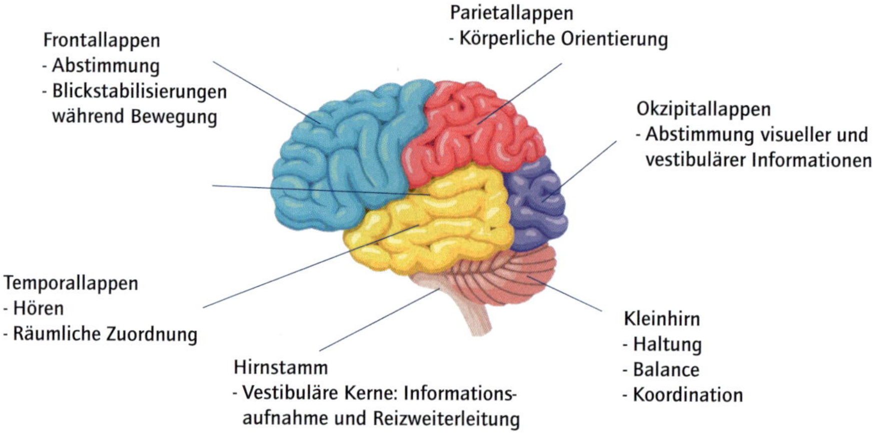

Abb. 13: Vereinfachte Darstellung der vestibulären Wahrnehmung im Gehirn

5.2.3 BEDEUTUNG FÜR SPORT, SCHULE UND ALLTAG

Man könnte den Gleichgewichtssinn als unser Fundament bezeichnen. Er hält uns im Lot und bildet die Grundlage beziehungsweise unterstützt Sehen, Hören, Konzentration und Bewegung. Ein gut arbeitendes Gleichgewichtssystem hilft Kindern, sich im eigenen Körper und in der Umwelt zu orientieren. Es lässt sie Zeit, Entfernungen und Größen einschätzen und Relationen wie vor, hinter, unter und über verstehen.

Somit bildet ein funktionierendes Gleichgewicht neben den vielfältigen visuellen Fähigkeiten auch eine wichtige Voraussetzung für mathematisches Verstehen. Das Projekt des Hessischen Kultusministeriums *Schnecke – Bildung braucht Gesundheit* (2007-2012), konnte eine deutliche Korrelation zwischen täglichen kleinen Gleichgewichtsübungen und verbesserten Leistungen in Sport, Deutsch und Mathe zeigen.

Da – wie bereits erwähnt – das Gleichgewichtssystem größtenteils autonom, also ohne unser Bewusstsein, agiert, rauben Unreifen und die damit einhergehenden unbewussten Korrekturen und Kompensationsprozesse den Kindern unendlich viel Energie, die für Sport- und Lernaufgaben fehlt.

Unreifen des vestibulären Systems können im Alltag schon früh erkannt werden:

- motorische Unruhe, Ungeschicklichkeit;
- Vermeidungsverhalten beim Spielen, Klettern, im Umgang mit Bällen etc.;
- Risikobereitschaft, Schwierigkeit Geschwindigkeit und Gefahren einzuschätzen;
- mangelnde Raum- und Größenvorstellung;
- mangelnde Orientierung in der Bewegung und im eigenen Körper;
- Unwohlsein bei geschlossenen Augen;

- Reiseübelkeit und
- Unaufmerksamkeit.

Bei Schulkindern kann darüber hinaus oft Folgendes beobachtet werden:

- eingeschränkte Raum- und Zeitvorstellung;
- Unsicherheiten bei Maß- und Mengenangaben;
- langsames Arbeiten mit wiederholenden Arbeitsschritten;
- Verwechseln von Rechenarten;
- Unsicherheiten beim Mengen-Zahlen-Verhältnis;
- dauerhafter Einsatz der Finger beim Rechnen sowie
- Zahlen werden in der falschen Reihenfolge aufgeschrieben.

Nicht nur im Alltag, sondern vor allem im Sport stellt eine Unreife der vestibulären Wahrnehmung eine große Einschränkung und auch Gefahr für diese Kinder dar. Häufig kompensieren die Augen, was zu einer hohen Belastung des visuellen Systems und beispielsweise zu auffälligen Unsicherheiten bei rückwärtigen Bewegungen oder Unwohlsein bei geschlossenen Augen führen kann.

Die ständig notwendigen Gleichgewichtskorrekturen, um nicht umzufallen oder sich zielgenau zu bewegen, können zu motorischer Unruhe, Ungeschicklichkeit, aber auch zu einer erhöhten Risikobereitschaft durch die Ausnutzung von Geschwindigkeit bei eingeschränkten Raum- und Zeitvorstellungen führen.

Vielfältige Übungen zur Verbesserung des vestibulären Systems und, damit einhergehend, der motorischen Leistung folgen in Kap. 5.2.5. Damit auch der (Schul-) Alltag für diese Kinder einfacher wird, können Eltern, Lehrer und Erzieher folgende Dinge beachten.

Raum-, Zeit- und Größenvorstellung

Zu diesen Bereichen bieten sich vor allem spielerische Lerneinheiten an, in denen sich zum Beispiel für ein besseres Raumverständnis zwei Kinder nach Anweisung vor, hinter, unter, auf einen Stuhl stellen. Die Erfassung von Zeiteinheiten kann durch die reale Erfahrung derselben erfolgen, indem Kinder beispielsweise 30 Sekunden, eine Minute, zwei Minuten summen oder hüpfen, während die Zeit per Stoppuhr läuft und angesagt wird.

Eine Größen- und Gewichtsvorstellung kann man den Kindern auch wunderbar im Alltag vermitteln, indem man diese Dinge thematisiert:

- Wie groß bist du? Und wie groß ist dann im Vergleich dazu der Tisch? Ist der Tisch größer oder kleiner als du?

- Wie oft passt dein Bleistift auf die Tischplatte? Du glaubst, 10-mal. Dann probiere es aus!
- Heute backen wir: Wie schwer ist wohl die Verpackung mit dem Mehl? Und das Paket Zucker? Schaue mal, das ist schon halb leer. Wir wiegen es mal!

Mengen-Zahlen-Verhältnis und mathematische Grundlagen

Kinder mit vestibulären Unreifen haben oft Schwierigkeiten bei der Zuordnung von Mengen und Zahlen und benötigen deutlich mehr Zeit in der Vermittlung des grundlegenden Mengen-Zahlen-Verständnisses.

Hier können Eltern spielerisch überprüfen, ob das Kind Mengen und Gruppen erfassen kann und mit Begriffen wie vor und hinter beziehungsweise Vorgänger und Nachfolger etwas anfangen kann. Das kann ganz praxisnah im Alltag erfolgen, wenn die Familie gemeinsam die Freizeit gestaltet und die Kinder im Auto hinten sitzen, Emma vor Paul geht oder alle Freunde zusammen eine Gruppe von fünf Kindern bilden.

In Kindergarten und Grundschule können Spiele mit Bauklötzen, farbigen Plättchen oder auch das Spiel Hamstern diese Grundlagen spielerisch vermitteln. Hamstern ist ein Würfelspiel zum visuellen Erfassen von Mengen und der Bedeutung von mehr, weniger und gleich viel.

Arbeitsblätter und Malvorlagen

Kinder mit vestibulären Unreifen haben häufig eine ungenaue Vorstellung von Größen und Raumverhältnissen. Daher sind komplexe Arbeitsblätter mit vielen Details, Strichen und Linien oft schon überfordernd. Dies sollte Berücksichtigung finden.

Die nun folgenden Testungen und Übungen basieren auf den bereits dargestellten potenziellen Unreifen bei Kindern in verschiedenen Gehirnregionen.

5.2.4 TESTUNGEN

Alle in Kap. 5.2.5 folgenden Übungen können mit Kindern individuell und oft auch spielerisch zum Einsatz kommen. Die Testungen geben zusätzlich die Möglichkeit, festzulegen, welche der Neuroübungen aktuell für das individuelle Kind besonders effektiv sind, weil sie genau die Hirnareale ansteuern, die zu wenig oder zu viel Aktivität zeigen. Für eine individuelle Übungsauswahl haben sich folgende Tests in der Praxis bewährt. Alle vier Tests sind ohne oder mit einfachen Tools durchführbar:

- Romberg-Test,
- Vestibulookulärer Reflex (VOR),
- Geräuschwahrnehmung und
- Körperhaltung.

HINWEIS: Auch das Gleichgewicht ist ein sensibles System, welches sehr eng mit der visuellen Wahrnehmung verschaltet ist. Es ist wichtig, die Kinder hier gut zu beobachten und Unwohlsein oder Unbehagen bei der einen oder anderen Übung (vor allem mit geschlossenen Augen) ernst zu nehmen. Hier ist am Anfang weniger mehr und eine liebevolle Motivation kann die ersten Erfolge ermöglichen.

ROMBERG-TEST

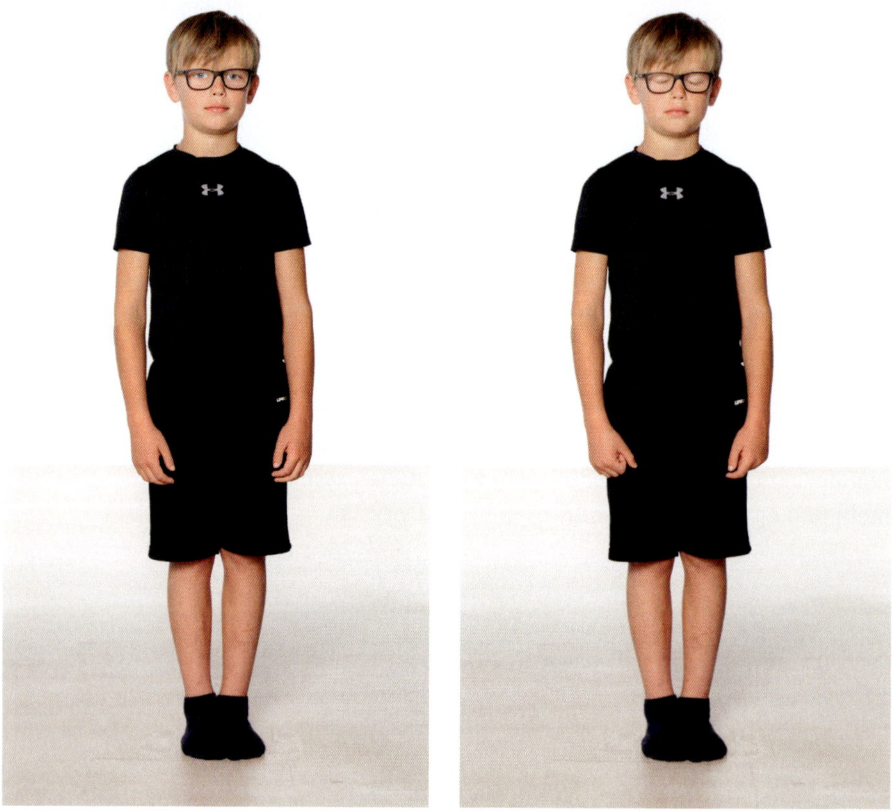

Ausgangsstellung

Aufrechter Stand mit geschlossener Fußposition. Die Arme hängen lang am Körper herunter.

Übungsbeschreibung

Die Position wird für circa 30 Sekunden gehalten. Danach die Augen schließen und erneut die Position halten.

Beobachtung

- Schwankungen. In welche Richtung?
- Verlust der Standposition.
- Augenflattern unter den geschlossenen Lidern.
- Unwohlsein bei geschlossenen Augen (Mimik).

Schlussfolgerung/Bedeutung für die Praxis

Grundsätzlich sind Schwankungen beim Romberg-Test normal, wenn diese nicht auffällig groß sind und die Schwankungen gleichmäßig in alle Richtungen stattfinden. Bei einem Defizit äußern sich oft signifikante Schwankungen zu einer Seite. Oftmals sieht es so aus, als würde das Kind wie von einem Magneten in eine spezifische Richtung gezogen werden.

Bei solchen Beobachtungen wird ein Defizit im Innenohr vermutet. Schwankt das Kind beispielsweise nach rechts, sollten zunächst die Reflexbögen des rechten Kanalsystems überprüft werden. Schwankt das Kind nach links, entsprechend die linken. Beobachtet man eine Schwankung nach vorne, deutet dies auf die vorderen Kanäle hin, bei einer Schwankung nach hinten eher auf die hinteren Kanäle.

Im Alltag können sich diese Unreifen durch Unsicherheit, Übelkeit vor allem beim Reisen und Karussellfahren sowie häufiges Stolpern und Anstoßen zeigen. Einige Kinder kompensieren die unklaren Gleichgewichtsinformationen aber auch durch Geschwindigkeit und machen daher zunächst einen eher sportlichen Eindruck.

VESTIBULOOKULÄRER REFLEX (VOR)

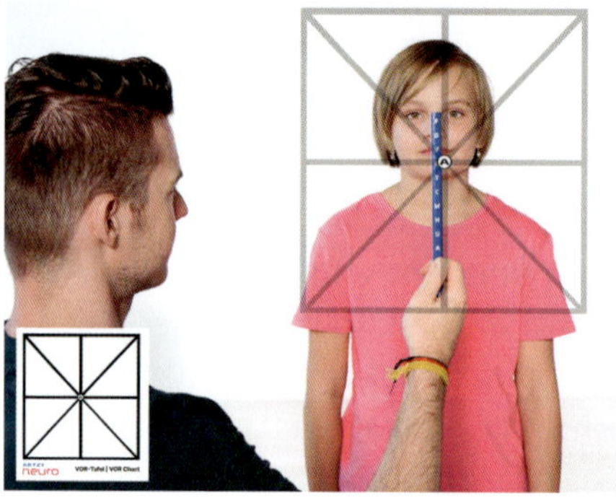

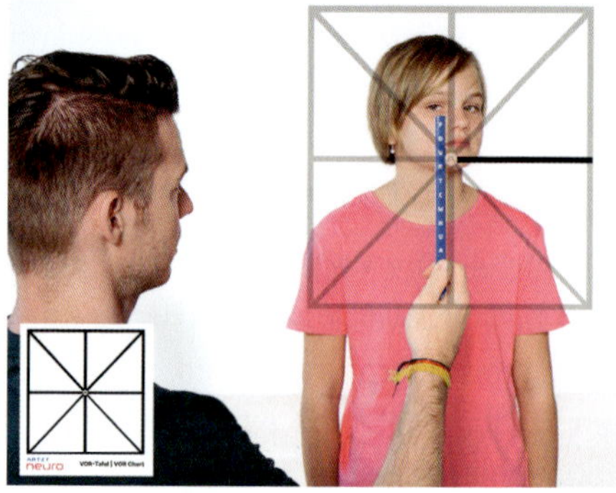

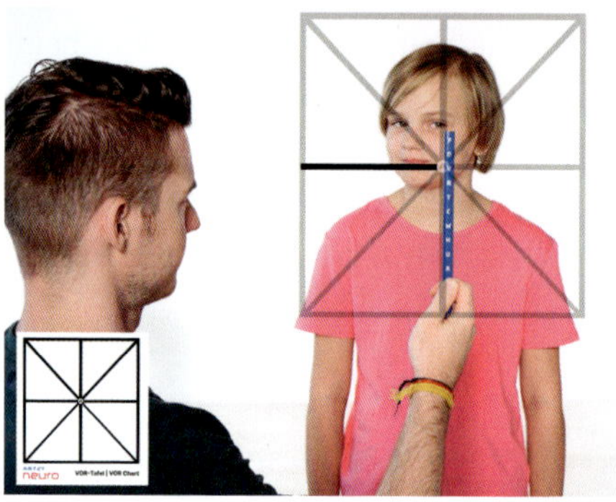

Ausgangsstellung

Stand in etwa einem Meter Abstand vor der auf Augenhöhe aufgehängten Sehtafel. Alternativ kann auch ein Vision Stick als Fixpunkt für die Augen dienen.

Übungsbeschreibung

Während der Blick mittig auf dem kleinen „z" fixiert bleibt, wird der Kopf zügig

a. nach links gedreht;
b. nach rechts gedreht;
c. nach oben bewegt (Reklination);
d. nach unten bewegt (Flexion).

Beobachtungen

- Folgen die Augen der Kopfbewegung?
- Wird der Kopf auf einer horizontalen Linie gedreht oder wird zum Beispiel das Kinn nach oben oder unten geführt?
- Wird der Kiefer oder die Zunge mitbewegt?
- Tränen die Augen?
- Erzeugt die Übung Müdigkeit, Übelkeit, Schwanken (Gleichgewicht), einen veränderten Muskeltonus (z. B. müde Beine)?

Schlussfolgerung/Bedeutung für die Praxis

Äußern sich die entsprechenden Defizite, wird zunächst vermutet, dass entweder eine „Fehlkalibrierung" des entsprechenden Kanalsystems vorliegt und falsche Informationen an das Gehirn kommuniziert werden oder eine entsprechende Unteraktivierung des Kleinhirns vorliegt.

Im Alltag haben diese Kinder Schwierigkeiten, den Blick in Bewegung fokussiert zu halten. Häufige Blickwechsel können zu latenter Übelkeit führen und die dem Blick ständig folgenden Kopf- und Körperbewegungen vermitteln Unruhe und Zappeligkeit.

HINWEIS: Dieser Test kann auch gleichzeitig als Übung dienen. Die Bewegung wird langsamer und mit der Kontrolle durch einen Erwachsenen trainiert.

GERÄUSCHWAHRNEHMUNG

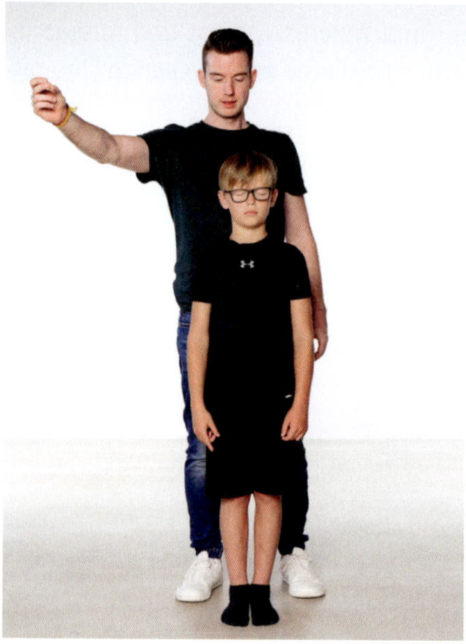

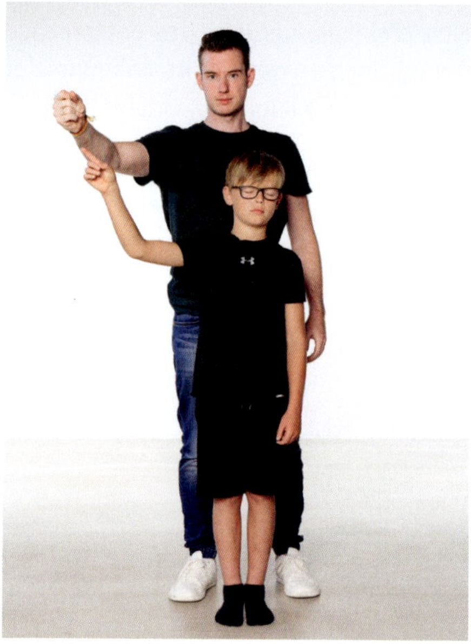

Ausgangsstellung

Aufrechter Stand mit geschlossenen Augen. Der Erwachsene steht vor dem Kind (zur besseren Sicht für den Leser steht der Erwachsene im Foto hinter dem Kind).

Übungsbeschreibung

Mit den Fingern schnipsen oder mit dem Klackfrosch in unterschiedlichen Positionen - rechts, links, oben, unten, Mitte etc. klacken. Das Kind zeigt mit ausgestrecktem Arm in die Richtung, aus der das Geräusch kam. Die Augen bleiben während der ganzen Übung geschlossen.

Beobachtungen:

- Das Kind ist unsicher, in welche Richtung es zeigen soll.
- Das Kind zeigt in eine andere Richtung als in die, wo das Geräusch erzeugt wurde.

Schlussfolgerung/Bedeutung für die Praxis

Zeigen sich Defizite bei der Zuordnung von Geräuschen, kann davon ausgegangen werden, dass im Mittelhirn eine Problematik besteht. Im Alltag können diese Kinder verzögerte oder ausbleibende Reaktionen zeigen, da sie Umgebungsgeräusche nicht auf sich beziehen. Sie können unsicher sein und im Schulalltag unkonzentriert wirken, da die gesprochene Stimme der Lehrperson je nach Standort nicht klar wahrgenommen werden kann und das Kind irgendwann abschaltet, da es sowieso nicht folgen kann.

Vestibuläre Unreifen wirken sich auf viele verschiedene Aspekte des alltäglichen Lebens aus. Sie können strukturiertes, mathematisches Denken beeinträchtigen, aber auch weitreichende Konsequenzen für die soziale Interaktion und das allgemeine Wohlbefinden haben. Die folgenden spielerischen Übungen können Unreifen des vestibulären Systems nachhaltig verbessern.

Gleichgewichtstools

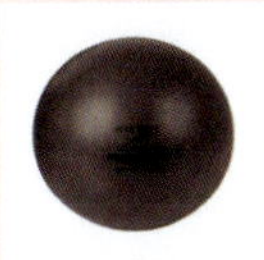

Kinder, insbesondere Jungen, lieben Bälle. Darum nutzen wir diese sehr gerne, um das Training spielerisch und effektiv zu gestalten.

5.2.5 NEUROÜBUNGEN

GUCKST DU?

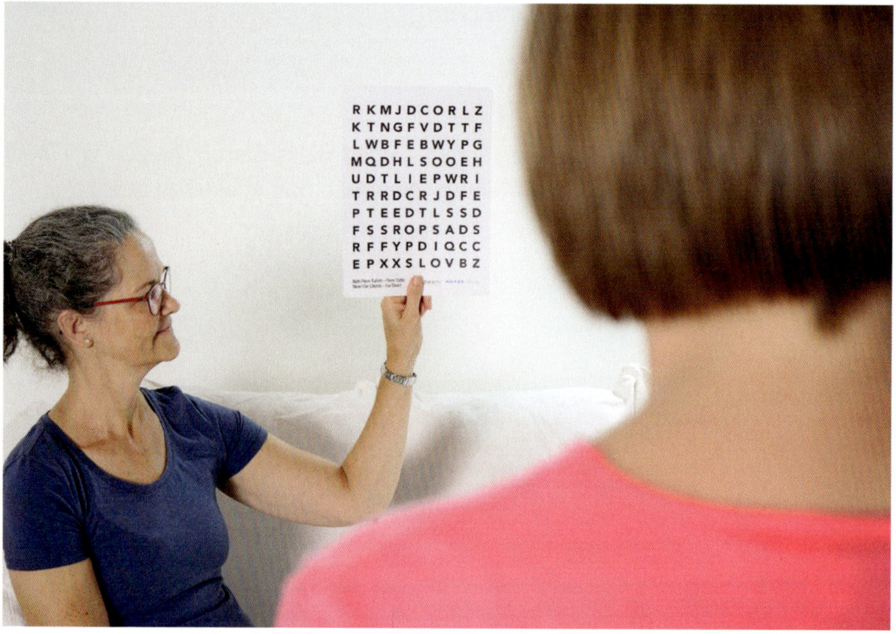

Ausgangsstellung
Stand vor einer Wand, an der die Ferntafel hängt.

Übungsbeschreibung
Die Buchstaben der Reihe nach laut vorlesen, während

a. der Kopf nach rechts oder links geneigt wird;
b. Kniebeugen ausgeführt werden;
c. das Gewicht vom linken auf das rechte Bein verlagert wird (Schwanken);
d. ein Erwachsener versucht, das Kind aus dem Gleichgewicht zu bringen (leichtes Schubsen).

Variante Formel 1:

Diese Übung kann auch leicht abgewandelt werden, indem das Kind auf einem großen Ball sitzt.

a
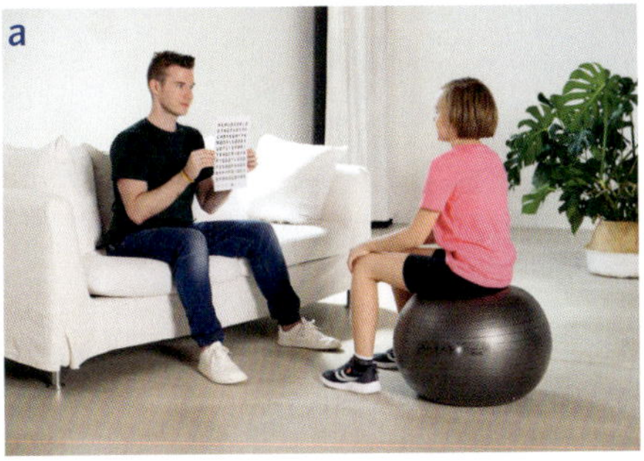

b
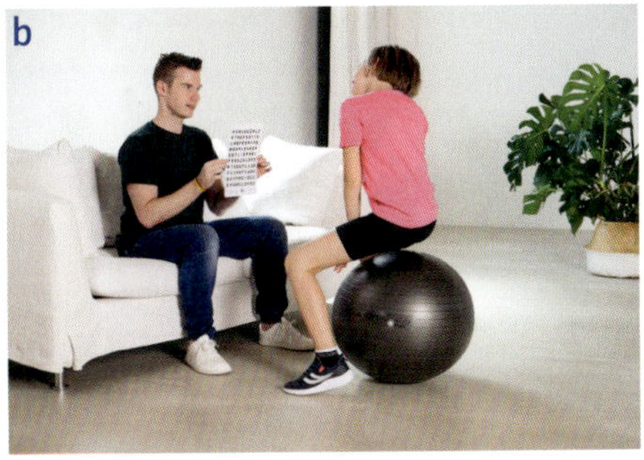

c
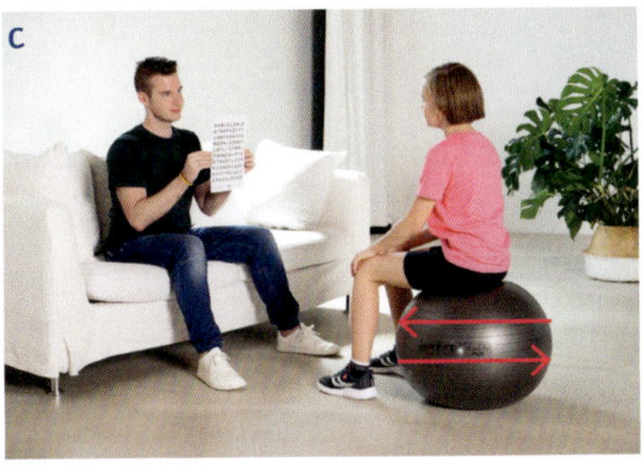

Ausgangsstellung

Sitz auf einem großen Ball vor der Ferntafel.

Übungsbeschreibung

Die Buchstaben der Reihe nach laut vorlesen, während das Kind auf dem Ball

a. auf- und abfedert oder hüpft;
b. hüpft und den Kopf nach links oder rechts neigt;
c. vor- und zurückrollt.

Dosierung

Einmal das ganze Blatt bearbeiten.

Allgemeine Ziele

Eine Verbesserung der visuellen Wahrnehmung und des Gleichgewichts steht im Mittelpunkt des Trainings.

Alltagsbezogene Ziele

Diese Übung trainiert, den Seheindruck klar zu halten, obwohl sich der Körper oder der Kopf bewegt, eine Situation, die in Sport und Alltag nahezu permanent benötigt wird. Dadurch kommt es auch zu einer Verbesserung der räumlichen Orientierung.

RODEO

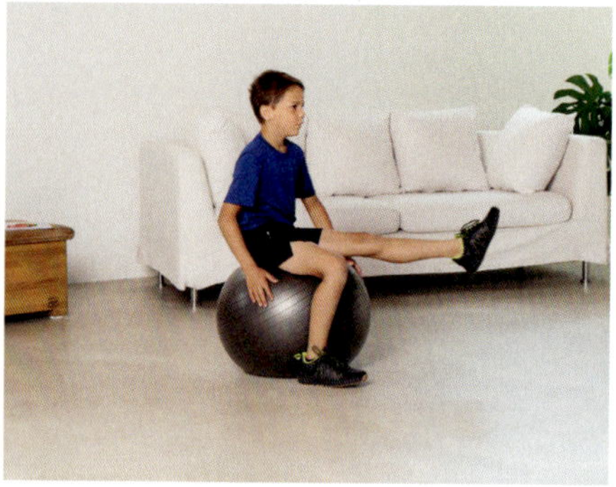
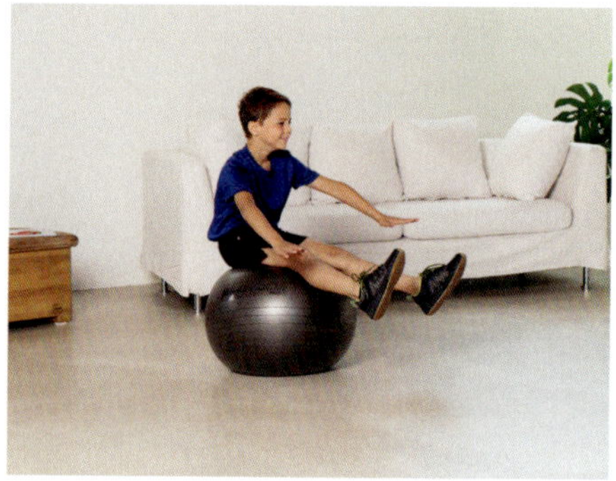

Ausgangsstellung
Auf dem großen Ball sitzen.

Übungsbeschreibung
Das Kind versucht, die Füße vom Boden abzuheben und das Gleichgewicht zu halten.

Dosierung
Laut bis 5/10/15/20 zählen.

Variante Profi-Rodeo-Reiter
Das Kind hält die Schwebeposition und fängt und wirft einen Ball.

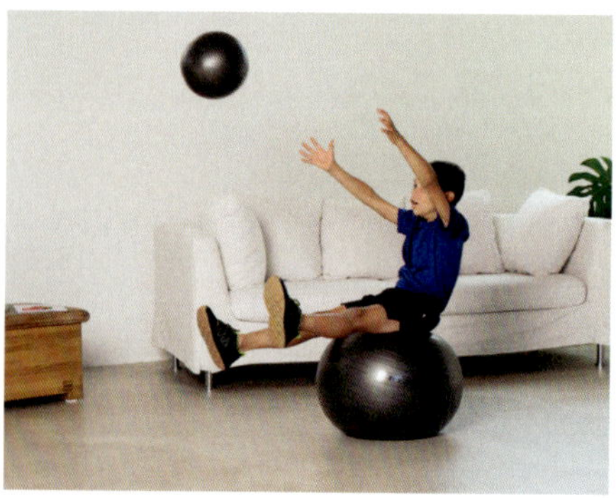
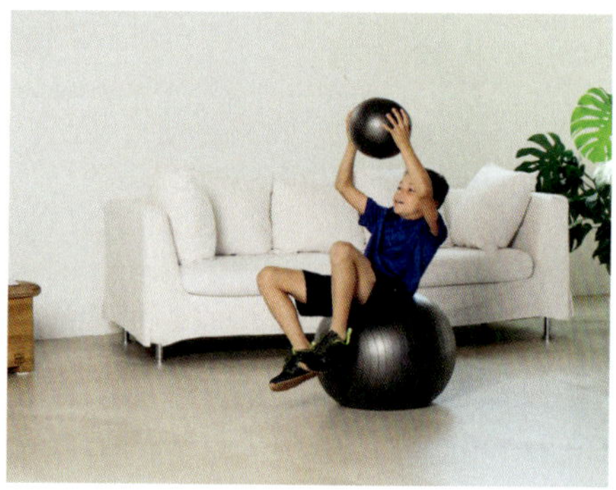

Allgemeines Ziel
Es soll eine Verbesserung des Gleichgewichts trainiert werden.

Alltagsbezogene Ziele
Der Fokus liegt auf der Verbesserung von Koordination, Reaktion und Stabilisationsvermögen.

DREHENDER DÖNERSPIESS

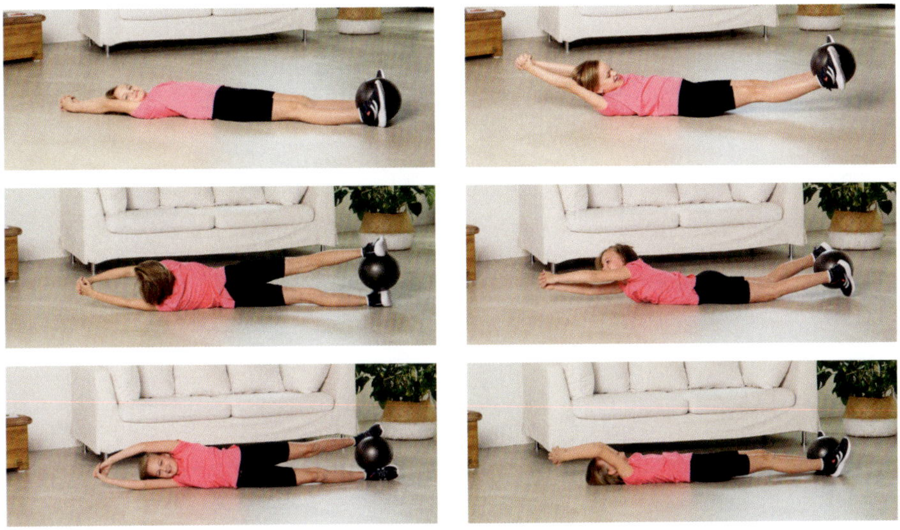

Ausgangsstellung

Rückenlage auf dem Boden. Die Arme sind über Kopf ausgestreckt. Die Beine sind lang ausgestreckt. Den Miniball zwischen die Beine klemmen und die Finger verschränken.

Übungsbeschreibung

Arme und Beine gestreckt vom Boden abheben. Bauch und Gesäß anspannen und seitlich auf den Bauch und weiter auf den Rücken rollen. Dann wieder zurück, also in die andere Richtung rollen.

Variante

Den Ball mit den Händen greifen und die Füße nur nebeneinander halten. Der Kopf bleibt möglichst die ganze Zeit zwischen den Oberarmen.

Dosierung

2-5-mal pro Richtung durchführen.

Allgemeines Ziel

Der Schwerpunkt liegt auf der Verbesserung des Gleichgewichts (horizontale Gleichgewichtskanäle und Vorhofsäckchen), auf der räumlichen Orientierung und auf der Rumpfstabilität.

Alltagsbezogene Ziele

Die Verbesserung der koordinierten Zusammenarbeit von Rumpf und Extremitäten steht im Zentrum. Die Kraftübertragung erfolgt aus der Mitte auf die Extremitäten. Die Kontrolle von Geschwindigkeit und Kraft in der Drehbewegung ist wichtig.

ROLLMOPS

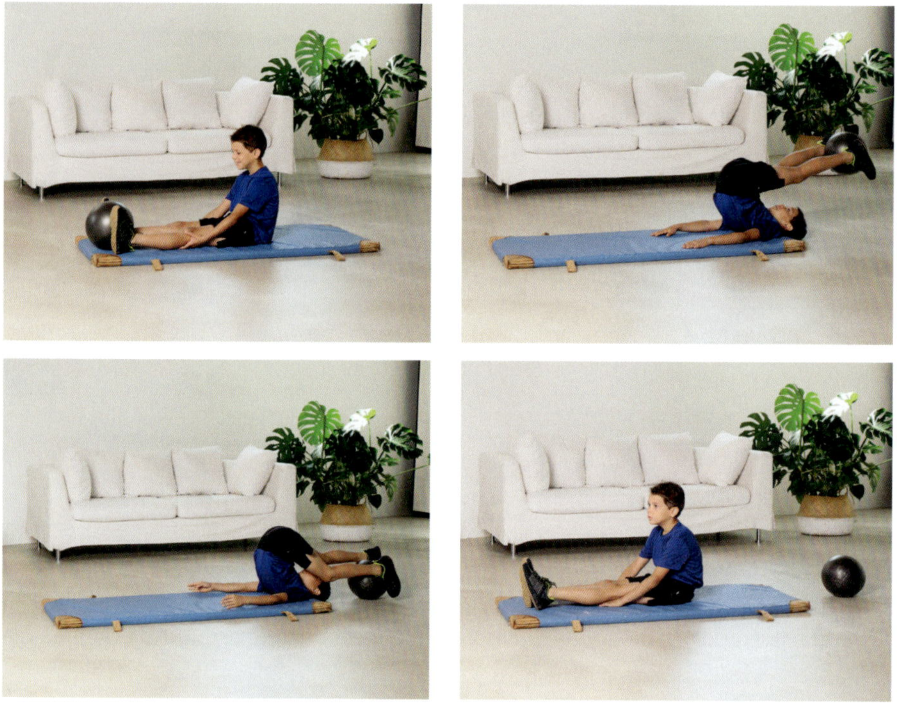

Ausgangsstellung
Aufrechter Langsitz, mit dem Miniball zwischen den Fußgelenken eingeklemmt.

Übungsbeschreibung
Mit dem Ball zwischen den Füßen nach hinten rollen und den Ball hinter dem Kopf ablegen. Zurück in den Sitz und dann den Ball wieder holen.

Dosierung
5-mal den kompletten Ablauf durchführen.

Allgemeines Ziel
Der Fokus liegt auf der Verbesserung des Gleichgewichts (vertikale Gleichgewichtskanäle und Vorhofsäckchen), auf der räumlichen Orientierung und auf der Rumpfstabilität.

Alltagsbezogene Ziele
Es soll eine Verbesserung der koordinierten Zusammenarbeit von Rumpf und Extremitäten erreicht werden. Die Kraftübertragung erfolgt aus der Mitte auf die Extremitäten. Die Kontrolle von Geschwindigkeit und Kraft in der Rollbewegung ist wichtig.

WIPPE

Gleichgewichtskanäle und Vorhofsäckchen

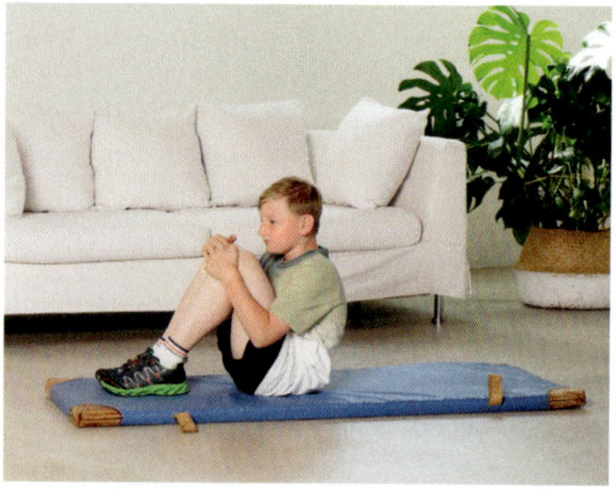

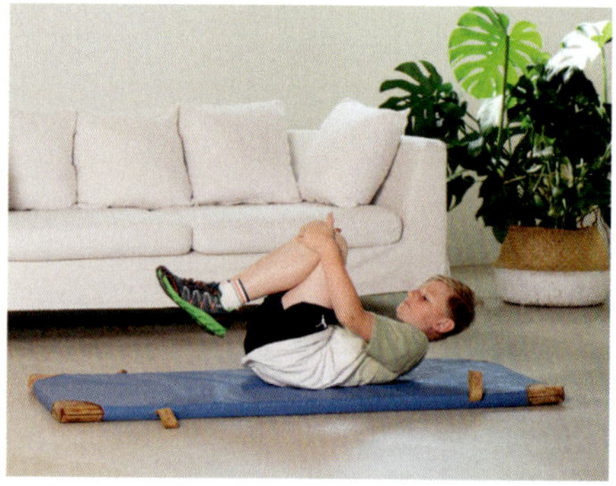

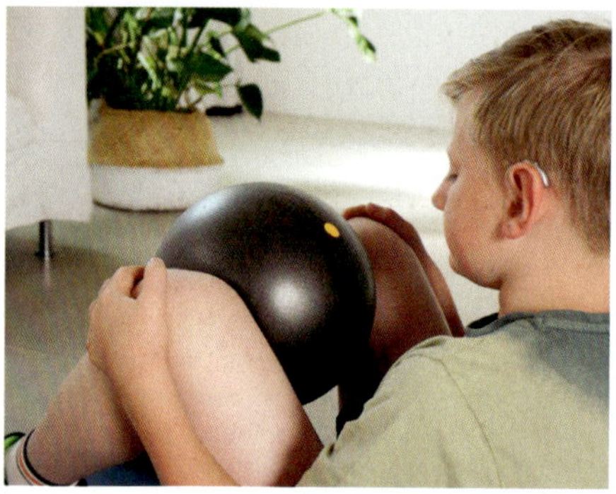

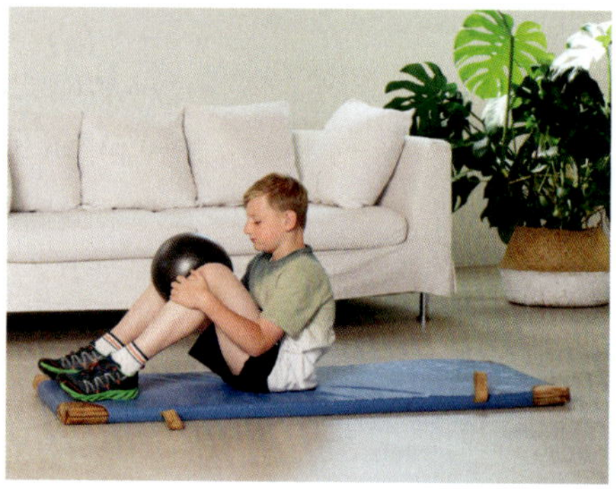

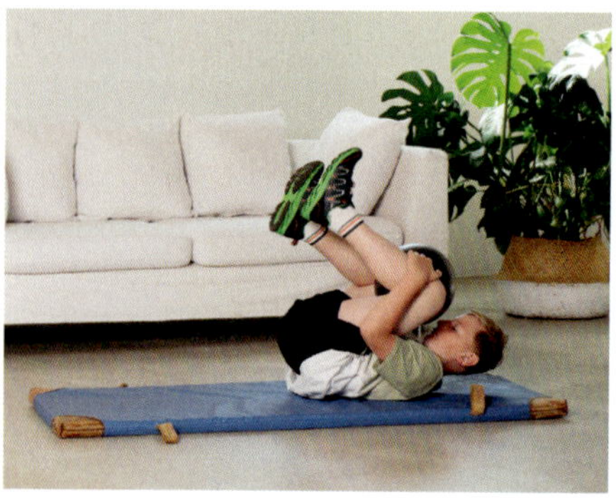

Ausgangsstellung
Sitz mit aufgestellten Füßen (die Knie sind gebeugt nebeneinander).

Übungsbeschreibung
Die Knie greifen, den Rücken runden und langsam auf den Rücken rollen und dann mit Schwung zurück in den Sitz kommen.

Variante Blickwechsel
Der Blick geht nach unten, oben, rechts oder links.

Variante Augenfokus
Den Miniball zwischen die Beine klemmen und den gelben Punkt die ganze Zeit im Blick behalten.

Dosierung
10-mal durchführen.

Allgemeines Ziel
Der Schwerpunkt der Übung liegt auf der Verbesserung des Gleichgewichts (vertikale Gleichgewichtskanäle und Vorhofsäckchen), auf der räumlichen Orientierung und auf der Rumpfstabilität.

Alltagsbezogene Ziele
Im Mittelpunkt steht die Verbesserung der koordinierten Zusammenarbeit von Rumpf und Extremitäten. Die Kraftübertragung erfolgt aus der Mitte auf die Extremitäten. Die Kontrolle von Geschwindigkeit und Kraft in der Rollbewegung ist wichtig.

KREISEL

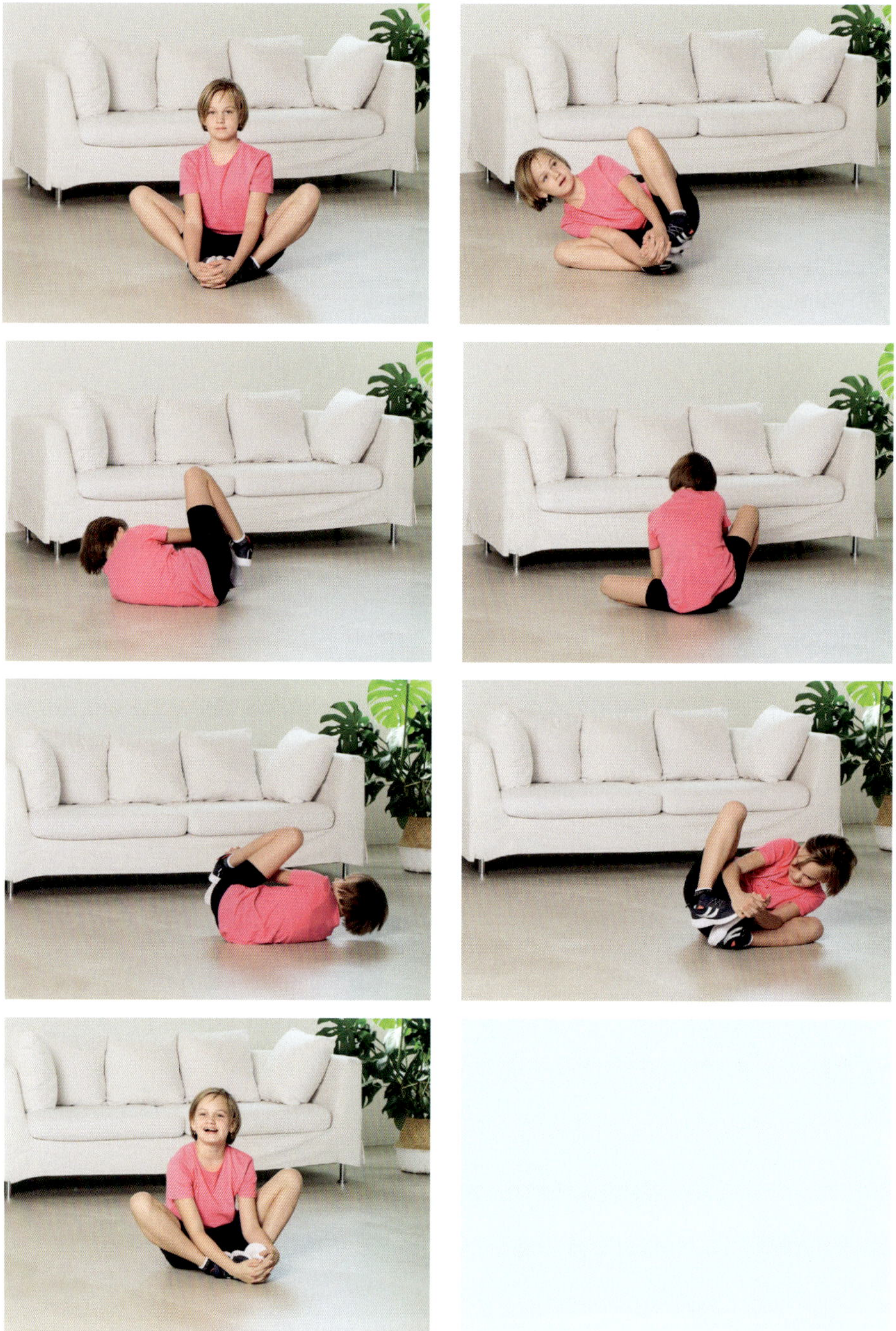

Ausgangsstellung

Sitz. Die Knie nach außen fallen lassen und die Fußsohlen aneinanderlegen. Die Füße mit beiden Händen fest greifen.

Übungsbeschreibung

In einer kreisenden Bewegung nach rechts über das Knie auf den Rücken und über das linke Knie wieder in den Sitz rollen. Die Richtung wechseln.

Dosierung

5-mal pro Richtung durchführen.

Allgemeines Ziel

Die Verbesserung des Gleichgewichts (Gleichgewichtskanäle und Vorhofsäckchen), der räumlichen Orientierung und der Rumpfstabilität wird trainiert.

Alltagsbezogene Ziele

Der Fokus liegt auf der Verbesserung der koordinierten Zusammenarbeit von Rumpf und Extremitäten. Die Kraftübertragung erfolgt aus der Mitte auf die Extremitäten. Die Kontrolle von Geschwindigkeit und Kraft in der Kreiselbewegung spielt eine wichtige Rolle.

PACKESEL

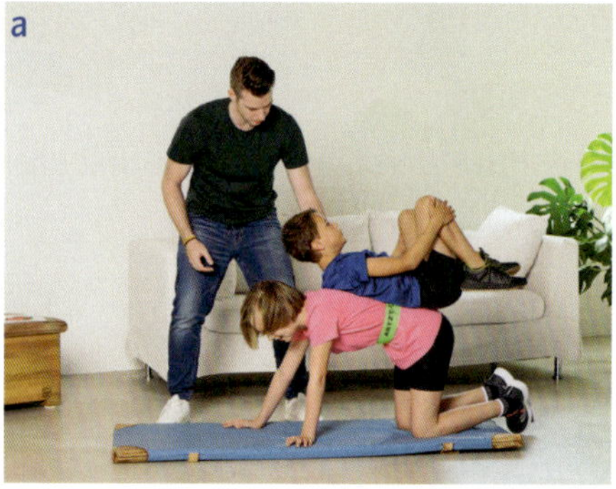

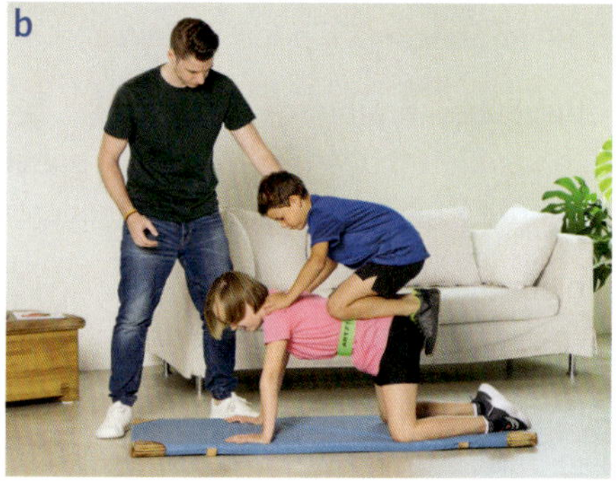

Ausgangsstellung

Ein Erwachsener oder ein Partnerkind (Esel) geht in den Vierfüßlerstand. Ein Kind (Reiter) platziert sich wie folgt auf dem Rücken des Esels:

a. Rückenlage,
b. Kniehocke oder
c. Bauchlage.

Übungsbeschreibung

Der Esel krabbelt und der Reiter spürt die Bewegung nach, ohne vom Esel zu fallen. Die Übung kann mit offenen und geschlossenen Augen durchgeführt werden. Zudem kann man ein elastisches Band um den Rumpf des Esels legen, das als Zügel zum Festhalten dient.

Dosierung

Solange es Spaß macht.

Allgemeines Ziel

Im Mittelpunkt steht die Verbesserung von Gleichgewicht und Körperwahrnehmung.

Alltagsbezogene Ziele

Trainiert werden das spielerische Erleben von Hebelverhältnissen und die gezielte Kraftübertragung auf die dynamische Unterstützungsfläche.

DREHSTUHLMANÖVER

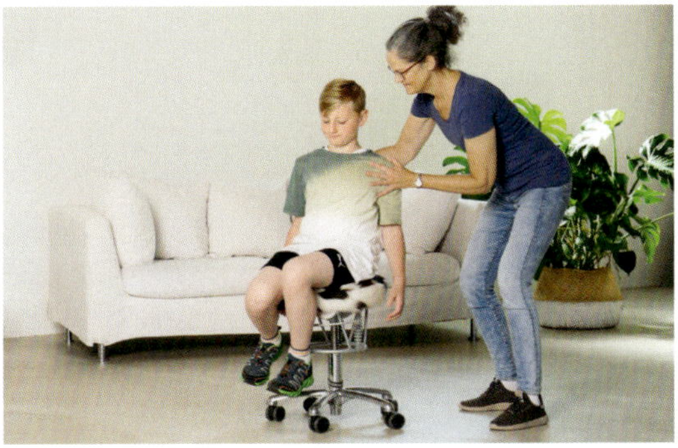

Ausgangsstellung
Sitz auf einem Drehstuhl. Die Augen sind geschlossen.

Übungsbeschreibung
Die Füße berühren nicht den Boden. Das Kind wird von einem Erwachsenen gedreht und ruckartig angehalten. Die Richtung wechseln. Alternativ kann sich das Kind auch selbst drehen und anhalten.

Kinder, denen es beim schnellen Manöver schlecht wird, drehen sich langsam und halten dabei den Blick auf einen Vision Stick (ausgestreckter Arm) fixiert.

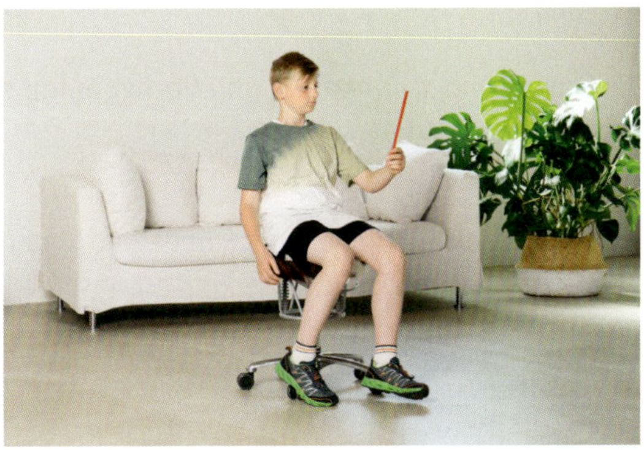

Dosierung
2-5-mal pro Richtung durchführen.

Allgemeines Ziel
Es erfolgt eine Aktivierung des Gleichgewichts und eine räumliche Orientierung.

Alltagsbezogene Ziele
Eine stabile Gleichgewichtsreaktion und eine sichere Orientierung werden trainiert. Dadurch soll der Trainierende mehr Sicherheit und Selbstbewusstsein erlangen.

KUHSCHUBSEN

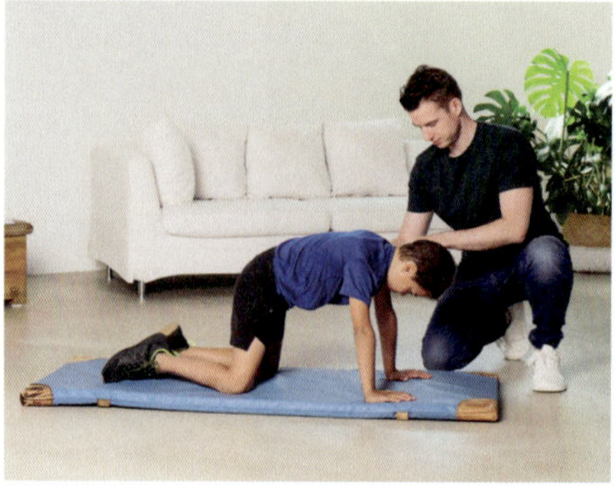

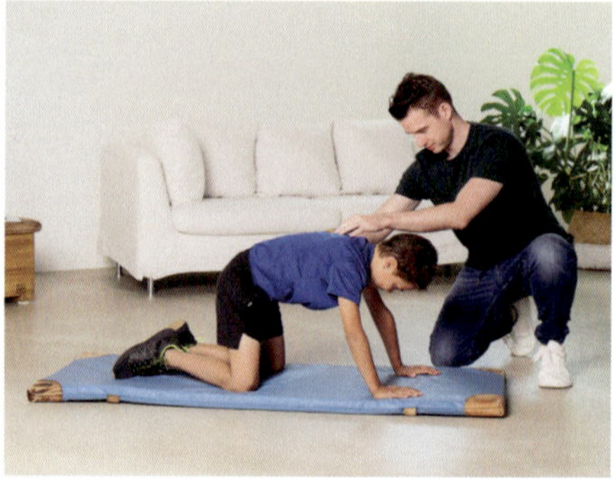

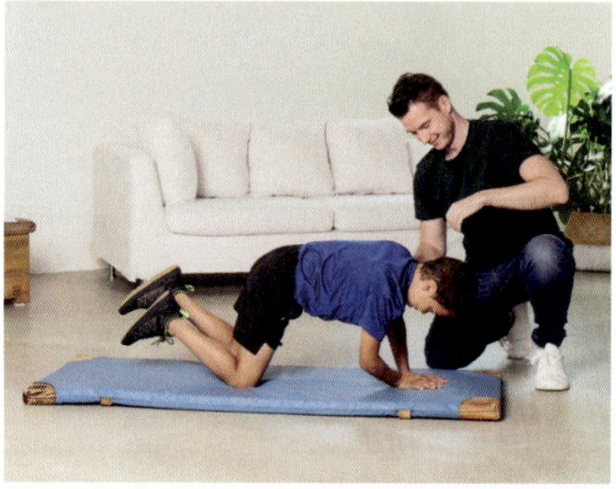

Ausgangsstellung

Vierfüßlerstand. Die Hände sind schulterbreit und flächig aufgestützt und die Knie stehen hüftbreit auseinander.

Übungsbeschreibung

Das Kind findet eine stabile Position, indem die Hände und Unterschenkel Druck in den Boden geben. Ein Erwachsener oder Partnerkind schubst die Kuh in verschiedene Richtungen. Die Kuh versucht, nicht umzufallen. Der Abstand von Händen und Knien kann variiert werden.

Dosierung

Solange es Spaß macht.

Allgemeine Ziele

Der Fokus liegt auf der Verbesserung von Rumpfstabilität und Körperwahrnehmung.

Alltagsbezogenen Ziele

Es soll eine Verbesserung von Stützkraft und Rumpfstabilität trainiert werden. Mehr Sicherheit und eine aufrechte Haltung sollen erlangt werden.

FALLREAKTION

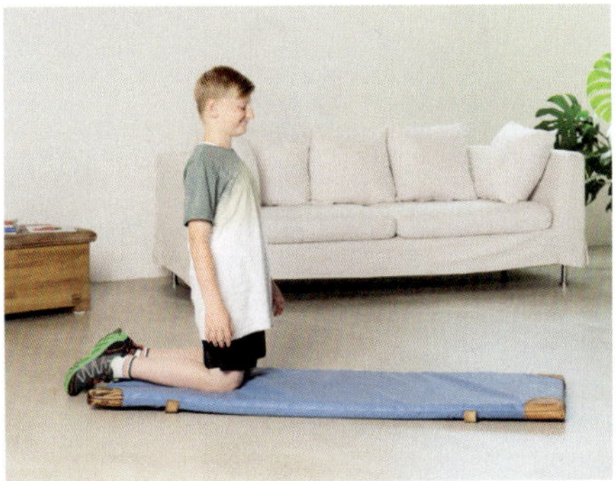

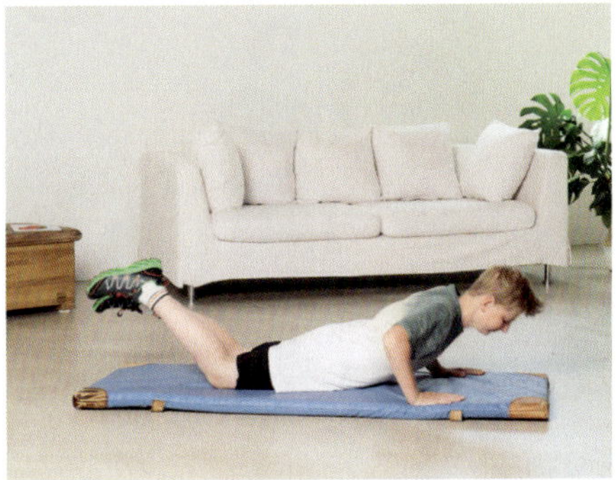

Ausgangsstellung

Kniestand auf einer Matte.

Übungsbeschreibung

Das Kind lässt sich nach vorne fallen und fängt sich möglichst spät mit den Armen und Händen ab. Der Blick bleibt dabei die ganze Zeit nach vorne ausgerichtet.

Dosierung

5-10-mal fallen lassen.

Allgemeine Ziele

Die Verbesserung der Körperwahrnehmung und des Reaktionsvermögens steht im Mittelpunkt des Trainings.

Alltagsbezogene Ziele

Erreicht werden soll eine Verbesserung der reflexiven Stabilität und somit der Sicherheit.

STANDSCHUBSER

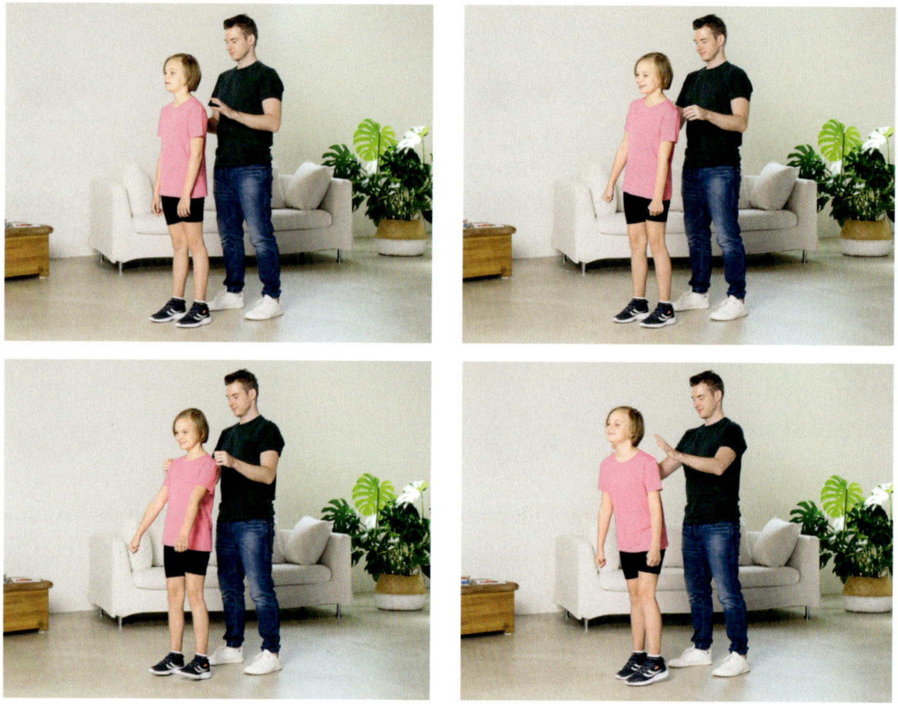

Ausgangsstellung

Enger, stabiler Stand. Die Augen sind geschlossen.

Übungsbeschreibung

Ein Erwachsener oder ein Partnerkind schubst das Kind in verschiedene Richtungen. Dieses versucht, möglichst schnell wieder die stabile, aufrechte Position einzunehmen.

Dosierung

5-10 Schubser durchführen.

Allgemeine Ziele

Die Verbesserung von Körperwahrnehmung und Stabilität steht im Mittelpunkt des Trainings.

Alltagsbezogene Ziele

Eine Verbesserung der reflexiven Stabilität und somit der Sicherheit soll erreicht werden.

TORWART

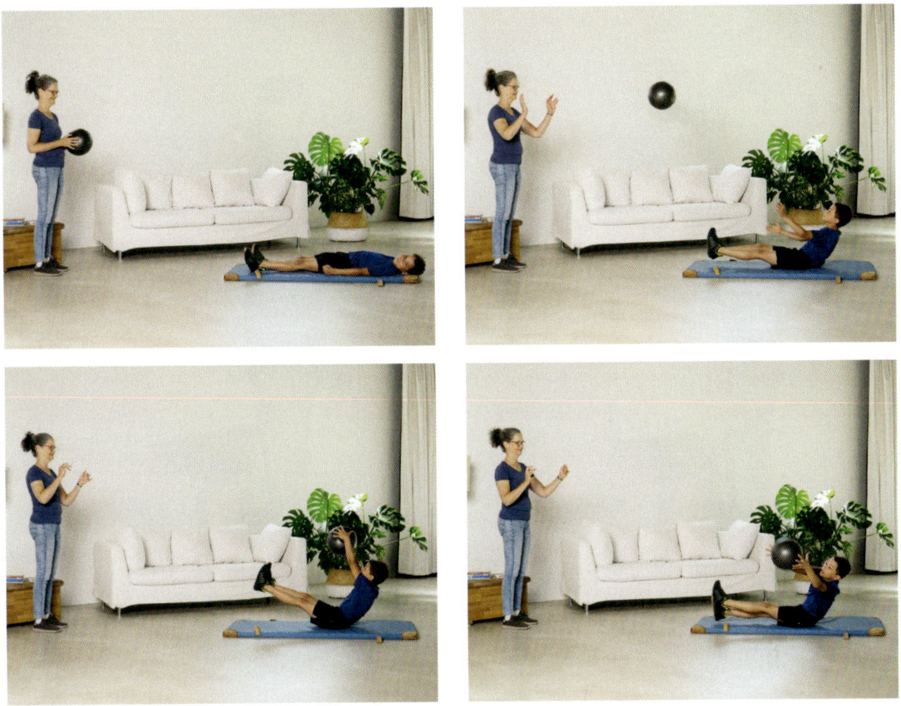

Ausgangsstellung
Rückenlage. Ein Erwachsener oder ein Partnerkind steht mit einem Miniball im Abstand von 2-3 Metern vor dem Kind.

Übungsbeschreibung
Der Partner wirft den Ball in verschiedene Richtungen (gerade, rechts, links, oben, unten) zum Kind. Das Kind fängt den Ball und wirft ihn wieder zurück.

Dosierung
10-15 Würfe durchführen.

Allgemeine Ziele
Im Zentrum steht eine Verbesserung der visuellen Wahrnehmung, der Körperwahrnehmung und der Rumpfkraft.

Alltagsbezogene Ziele
Der Fokus liegt auf der Verbesserung des Zusammenspiels von Rumpf und Extremitäten sowie auf der visuellen Fokussierung bewegter Objekte.

OHREN, AUFGEPASST! (S. ASSESSMENT)

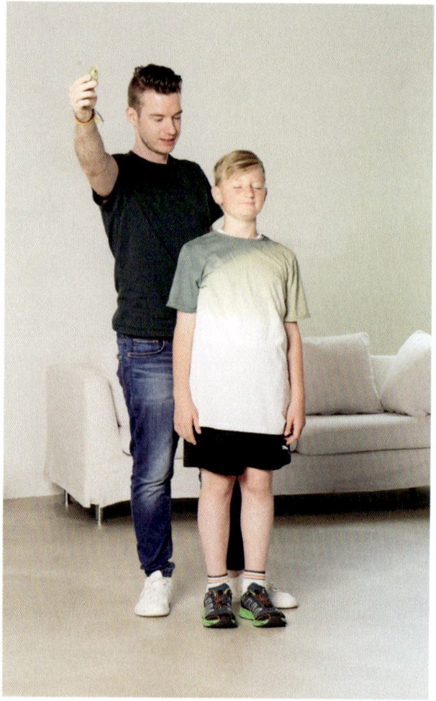

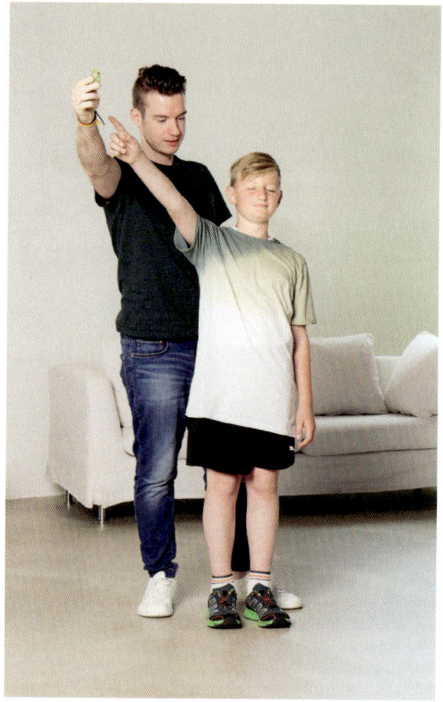

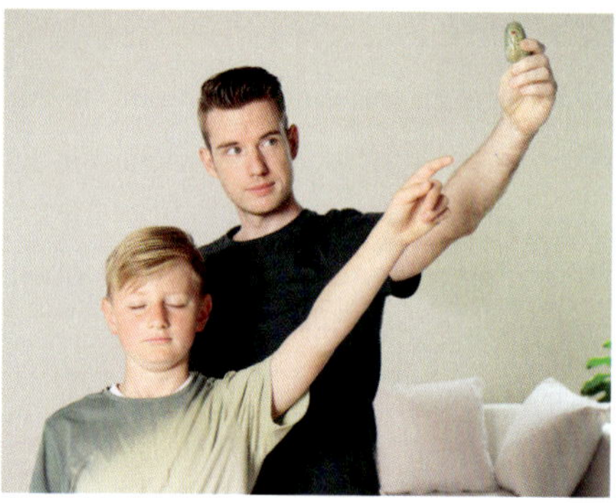

Ausgangsstellung
Aufrechter Stand mit geschlossenen Augen. Der Erwachsene steht vor dem Kind (zur besseren Sicht für den Leser steht der Erwachsene im Foto hinter dem Kind).

Übungsbeschreibung
Mit dem Klackfrosch in unterschiedlichen Positionen – rechts, links, oben, unten, Mitte etc. klacken und das Kind zeigt mit ausgestrecktem Arm in die Richtung, aus der das Geräusch kommt. Zeigt das Kind in die falsche Richtung, macht es die Augen auf und schaut, woher der Ton kommt. Dann schließt es die Augen und hört den Ton erneut. Weiter geht es.

Dosierung
5-10 Wiederholungen.

Allgemeines Ziel
Die Verbesserung der auditiven Wahrnehmung steht im Mittelpunkt der Übung.

Alltagsbezogenes Ziel
Der Fokus liegt auf einer Verbesserung der Konzentration und Aufmerksamkeit.

WOHER KOMMT DER TON?

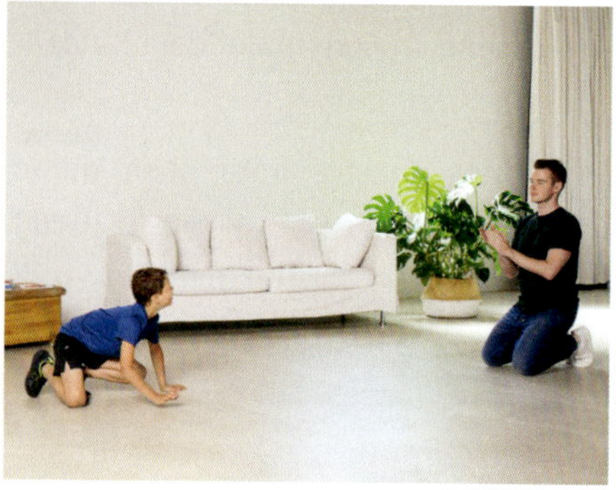

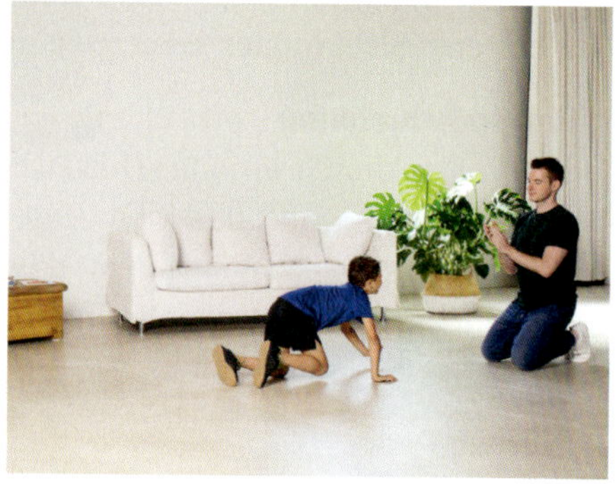

Ausgangsstellung

Den Vierfüßlerstand einnehmen. Die Augen sind geschlossen.

Übungsbeschreibung

Ein Erwachsener oder ein Partnerkind stellt sich irgendwo im Raum auf und ruft den Namen des Kindes. Dieses krabbelt mit geschlossenen Augen auf den Ton zu. Alternativ kann das Kind auch aufrecht mit geschlossenen Augen gehen.

Variante Dampflok - Gruppenvariante (ab sechs Kinder)

Ein Kind steht am Raumende. In der Raummitte verteilen sich die anderen Kinder. Diese geben Dampflokgeräusche von sich und bewegen sich hin und her. Das Kind muss nun blind den Raum durchqueren, ohne eine Lok zu rammen.

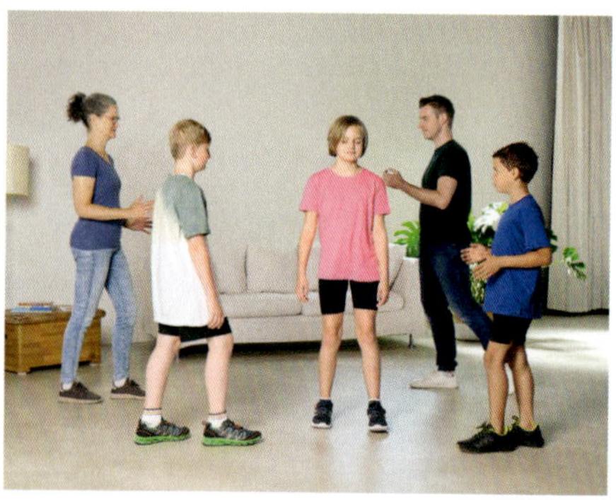

Dosierung
Solange es Spaß macht.

Allgemeines Ziel
Es soll eine Verbesserung der auditiven Wahrnehmung und Orientierung trainiert werden.

Alltagsbezogenes Ziel
Im Zentrum des Trainings steht die Verbesserung des Richtungshörens und eine dadurch gesteigerte Konzentration und Aufmerksamkeit.

HINWEIS: Auf dem Spielplatz: Da das Gleichgewicht durch Laufen, Springen, Hüpfen und Drehen intensiv aktiviert wird, sind Spielplatz oder Schaukel und Trampolin im Garten ideale Trainingsgeräte. Eine Schaukel- oder Hüpfpause zwischen den Schulaufgaben bewirkt manchmal Wunder und schafft neue Konzentration. Ebenso kann ein Nachmittag auf dem Spielplatz das gelangweilte oder überaktive Kind wieder ins Gleichgewicht bringen.

Im nächsten Kapitel schauen wir die Körperwahrnehmung genauer an. Auch hier wird zunächst kurz auf die Entwicklung im ersten Lebensjahr eingegangen, bevor ihre Funktionsweise und deren Bedeutung für alltägliche, sportliche und schulische Aufgaben erklärt wird. Abschließend folgen dann wieder Testungen und Übungen für dieses Wahrnehmungssystem.

5.3 PROPRIOZEPTIVES SYSTEM

Das propriozeptive System ist für die Wahrnehmung des eigenen Körpers zuständig. Unterschiedliche Rezeptoren senden Informationen über die Stellung unserer Gelenke, Spannung, Haltung und die Lage des Körpers im Raum an das Gehirn. Dabei arbeitet dieser Sinn eng mit der taktilen Sinneswahrnehmung und dem Gleichgewichtssinn zusammen.

Durch Informationen aus Muskeln, Gelenken und der Haut erkennt das Gehirn so jederzeit die Lage und Haltung unseres Körpers im Raum und passt sie den gegebenen Bedingungen an. Eine wichtige Voraussetzung, damit wir beispielsweise unbeschwert komplexere Bewegungen ausführen sowie zuhören und lernen können, ohne permanent damit beschäftigt zu sein, den Kopf aufrecht zu halten oder nicht vom Stuhl zu fallen.

5.3.1 ENTWICKLUNG IM ERSTEN LEBENSJAHR

Ein Teil des propriozeptiven Systems, die taktile Wahrnehmung, ist bei der Geburt der am besten ausgebildete Sinn des Babys. Zwar ist er noch nicht voll entwickelt, aber bereits im Mutterleib und vor allem bei der Geburt hat das Kind vielfältige taktile Erfahrungen gesammelt. Hier lassen aktuelle Beobachtungen und Forschungen (Harms, 2016) sogar vermuten, dass extreme Stresssituationen vor und während der Geburt im tiefen Fasziengewebe gespeichert werden und die Grundlage für frühkindliche Gewebe- und Muskelspannung bilden.

Die Eigenwahrnehmung bildet sich in der pränatalen Phase und nach der Geburt insbesondere durch die eigene Bewegung aus. Aus allen gesammelten Tast-, Temperatur, Spannungs- und Bewegungsinformationen entsteht im Gehirn eine Landkarte des kindlichen Körpers, das sogenannte *Körperschema*. Je detaillierter die Berührungs- und Bewegungserfahrungen (Sensomotorik) im ersten Lebensjahr sind, desto detaillierter wird die Karte und damit das Körperbild des Kindes (Beigel, 2003).

Diese Körperkarte wird auch als „Homunculus" bezeichnet. Der Begriff stammt aus dem Lateinischen und bedeutet „kleiner Mensch". Er wird in der Neurowissenschaft verwendet, um die repräsentative Karte des menschlichen Körpers im Gehirn zu beschreiben. Diese Karte gibt uns Aufschluss darüber, wie unterschiedliche Körperteile im Gehirn repräsentiert sind.

Es ist bemerkenswert, dass nicht alle Körperteile im Homunculus gleichermaßen dargestellt werden. Stattdessen wird der „Speicherplatz" im Gehirn in Bezug auf die Dichte der Nervenendigungen oder Rezeptoren in verschiedenen Körperbereichen zugeteilt. Daher ist es nicht überraschend, dass vor allem das Gesicht und die Hände in dieser Körperkarte einen „großen Speicherplatz" einnehmen.

Diese Bereiche verfügen über eine hohe Dichte an Sensoren und sind daher extrem empfindlich für verschiedene Formen der Wahrnehmung, von Berührung, Temperatur bis hin zu Vibration und nozizeptiven Signalen. Diese Überrepräsentation im Homunculus ist nicht nur ein interessantes neurologisches Phänomen, sondern hat auch praktische Implikationen.

Sie bedeutet, dass die Aktivierung dieser hochsensiblen Bereiche eine wichtige Rolle in der propriozeptiven Wahrnehmung spielt und zur Ausbildung und Feinabstimmung der Körperkarten im Gehirn beiträgt. Eine hohe Aktivität in diesen Bereichen kann zu einer besseren Körperwahrnehmung führen, was insbesondere für die kindliche Entwicklung von Bedeutung ist.

Die Erkenntnisse über den Homunculus und seine Bedeutung können daher auch in therapeutischen Kontexten genutzt werden, um gezielte Übungen und Interventionen zu entwickeln, die die propriozeptive Wahrnehmung verbessern.

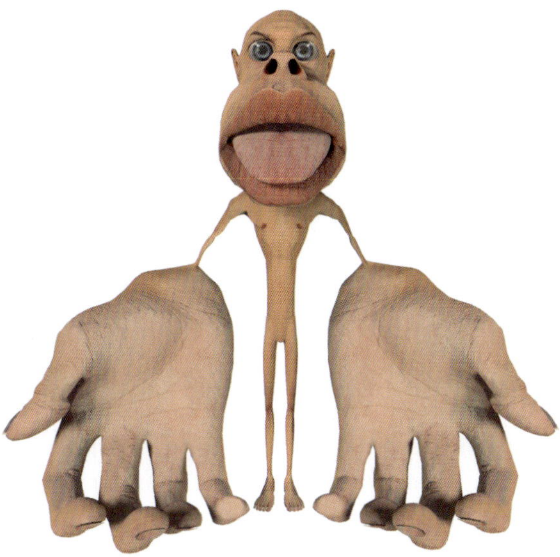

Abb. 14: Homunculus

Einige grundlegende Methoden zur Förderung der Propriozeption im ersten Lebensjahr sind Bonding, Pucken, Streicheln und Massage.

Bonding bezeichnet den engen körperlichen Kontakt zwischen Eltern und Kind unmittelbar nach der Geburt, oft durch Haut-zu-Haut-Kontakt. Diese einfache, aber wirkungsvolle Methode fördert nicht nur die emotionale Bindung, sondern stellt auch einen wichtigen propriozeptiven Reiz dar, der die Entwicklung des Homunculus positiv beeinflussen kann.

Das **Pucken** oder Einwickeln des Babys in eine Decke ist eine weitere Form der propriozeptiven Stimulation. Es imitiert die Enge des Mutterleibs und gibt dem Baby ein Gefühl der Sicherheit und Geborgenheit, während es gleichzeitig die Körperkarte im Gehirn schult. Es muss hierbei jedoch erwähnt werden, dass dadurch die Bewegung der Körperextremitäten eingeschränkt wird, deren Aktivität jedoch erst mit zunehmendem Wachstum ansteigt.

Streicheln und Massieren des Babys sind ebenfalls wichtige propriozeptive Reize. Diese Handlungen aktivieren nicht nur die Hautrezeptoren, sondern auch die tieferen Mechanorezeptoren in Muskeln und Gelenken, was zur Entwicklung einer präzisen und differenzierten Körperkarte beiträgt.

Alle diese frühkindlichen Stimuli tragen zur Verbesserung der propriozeptiven Karte bei und bieten eine solide Grundlage für die weitere Entwicklung der Körperwahrnehmung. Diese prägenden Erfahrungen in den ersten Lebensmonaten und -jahren können langfristige positive Effekte auf die propriozeptive Wahrnehmung und somit auf die allgemeine Entwicklung des Kindes haben.

5.3.2 SOFTWARE-UPDATE FÜR DEN KÖRPER

Die Genauigkeit der Körperkarte ergibt sich aus umfangreichen sensorischen und motorischen Reizen, die von den Rezeptoren über die peripheren Nerven und das Rückenmark an das Gehirn geleitet werden. Um eine reibungslose Aufnahme und Weiterleitung zu gewährleisten, müssen alle diese Stationen optimal funktionieren.

Im Bewegungsbereich sind hier für die reibungslose Aufnahme vor allem die Mechanorezeptoren zuständig. Sie liefern Informationen über Dehnung, Druck und Spannungsverhältnisse im Bereich Gelenke, Muskeln und Bänder. Dabei reagieren sie auf Vibration, spitzen oder stumpfen sowie leichten oder starken Druck sowie die Geschwindigkeit, mit der der Reiz ausgeübt wird.

Häufiges Bewegen einzelner Körperregionen und -teile, verbunden mit einem intensiven „Hineinspüren" sowie möglichst vielfältigen taktilen Wahrnehmungen, können zu einer Verbesserung der Propriozeption führen. Das Gehirn erlangt dadurch eine Art Software-Update und kann Bewegungen besser ansteuern und somit auch zulassen.

5.3.3 BEDEUTUNG FÜR SPORT, SCHULE UND ALLTAG

Unreifen der Propriozeption müssen durch die anderen Wahrnehmungssysteme kompensiert werden. Kurz formuliert: Wenn der Fuß den Untergrund nicht spürt, müssen die Augen nachschauen, wie dieser beschaffen ist.

Es müssen somit jegliche Bewegungen durch zusätzliche visuelle Kontrolle gesteuert werden, was zwangsläufig zu einer verlangsamten Reaktion sowie zu einer eingeschränkten Feinmotorik, insbesondere der Gliedmaßen, wie Finger- und, im genannten Beispiel, der Fußbewegung, führt.

Infolgedessen können Bewegungen oft nicht automatisiert oder komplexe Bewegungsabfolgen nicht erlernt werden. Zudem führt die eingeschränkte Wahrnehmung zu einem erhöhten Verletzungsrisiko und kann sich auch auf emotionaler Ebene auswirken.

Unreifen des propriozeptiven Systems können im Alltag schon früh erkannt werden:

- häufiges Stolpern oder Stürzen;
- Unsicherheit bei geschlossenen Augen bis hin zum Vermeidungsverhalten;
- grobmotorische, unkoordinierte Bewegungsabläufe;
- hohe oder geringe Empfindsamkeit für taktile Reize oder bestimmte körperliche Belastungen;
- schlechte Körperhaltung und
- „unangemessene" Krafteinsätze und emotionale Reaktionen, insbesondere im Kontakt mit anderen Kindern.

Bei Schulkindern kann darüber hinaus oft Folgendes beobachtet werden:

- Grafomotorische Probleme wie kein reifer Drei-Punkte-Griff, zu hoher oder zu niedriger Druck auf die Schreibunterlagen oder keine fließende Stiftführung;
- Empfindsamkeit im Umgang mit anderen Kindern, insbesondere bei Körperkontakt oder Körpernähe;
- Motorische Ungeschicklichkeit bei alltäglichen Dingen wie Anziehen, Basteln, Ein- und Ausräumen, Fahrradfahren etc.

Vielfältige Übungen zur Verbesserung der Propriozeption und, damit einhergehend, der motorischen Leistung folgen in Kap. 5.3.5. Damit auch der (Schul-)Alltag für diese Kinder einfacher wird, können Eltern, Lehrer und Erzieher folgende Dinge beachten.

Sensorisches Warm-up oder neuronaler Wecker

Für Regionen mit eingeschränkter Ansteuerung empfehlen wir ein sensorisches Warm-up. Dieses kann auch als generelles Ritual nach dem Aufstehen gemeinsam durchgeführt werden. Hierzu wird über diese Region(en) gerieben, gestrichen oder leicht bis intensiv geklopft. Dadurch wird die Repräsentation der betroffenen Region im Gehirn verstärkt. Im Gesichtsfeld kann dieses auch durch Grimassenschneiden vor dem Spiegel erreicht werden.

Weitere Weckdienste für die kindlichen Rezeptoren in Haut, Faszien und Gelenken können wir folgt aussehen:

- Haare kämmen – die Hände beziehungsweise die Finger durch die Haare ziehen und dabei die Kopfhaut massieren.
- Trommelwirbel à la King Kong – Mit den Fäusten auf der Brust trommeln.
- Das Hühnchen – Den Kopf vor- und zurückschieben, wie Hühner das wunderbar können.
- Stampfen – Fest mit den Füßen aufstampfen. Das geht auch nur mit der Ferse, dem Vorfuß, den Außenkanten etc.
- Arme und Beine waschen – Die Arme und Beine mit den Händen intensiv reiben, ausklopfen, rubbeln.
- Das Essen hat geschmeckt – Den Bauch mit kreisförmigen Bewegungen massieren.
- Fingerklavier – Alle vier Finger abwechselnd so schnell wie möglich mit dem Daumen berühren.
- Null Bock – Beide Schultern nach oben ziehen, kurz halten und wieder lösen.
- Ellbogenlasso – Ausführung von großen Ellbogenkreisen.
- Einen Zauberstab schwingen – Durchführung von Handgelenkkreisen oder Hand-Achtern.
- Fußschaukel – Den Fuß bewusst nach außen knicken und wieder in die neutrale Position führen.
- Zähneklappern – Kontrolliert die Zähne zusammenbeißen und wieder lösen.

Spaß und Spiel

Feinmotorische Wahrnehmungsspiele wie Finger-, Klatsch-, Zauberschnurspiele für die Hände, aber auch Pantomime oder Spiele wie Twister, Seilspringen und Gummitwist können die Propriozeption mit Spaß verbessern. Natürlich sind hier auch das Klettern auf einem Spielplatz oder im Wald sowie das Spielen mit unterschiedlichen Materialien im Sand oder Matsch wertvolle Erfahrungen, die vielfältige taktile Reize bieten.

Die nun folgenden Testungen und Übungen basieren auf den bereits dargestellten potenziellen Unreifen bei Kindern in verschiedenen Gehirnregionen.

5.3.4 TESTUNGEN

Alle in Kap. 5.3.5 folgenden Übungen können mit Kindern individuell und oft auch spielerisch zum Einsatz kommen. Die Testungen geben zusätzlich die Möglichkeit, festzulegen, welche der Neuroübungen aktuell für das individuelle Kind besonders effektiv sind, weil sie genau die Hirnareale ansteuern, die zu wenig oder zu viel Aktivität zeigen. Für eine individuelle Übungsauswahl haben sich folgende Tests in der Praxis bewährt. Alle fünf Assessments sind ohne oder mit einfachen Tools durchführbar.

KÖRPERKARTE

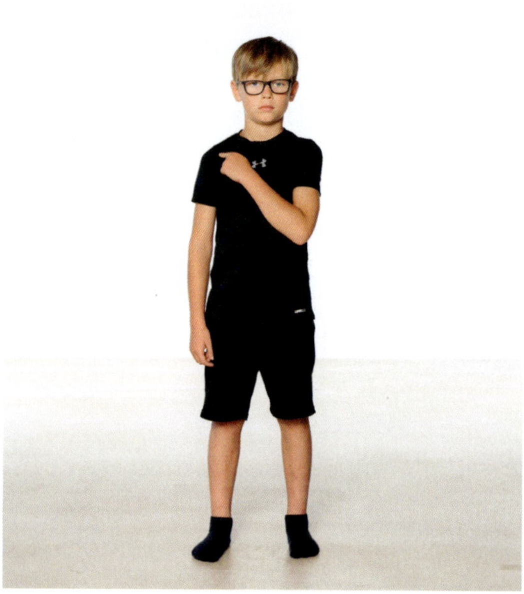

Ausgangsstellung

Stand.

Übungsbeschreibung

Die Körperteile nach Nennung zeigen/berühren.

Beobachtungen

- Es zeigen sich generelle Unsicherheiten.
- Das Kind zeigt einen anderen Körperteil.
- Es erfolgt keine Überkreuzung der Mittellinie beim Zeigen.

Schlussfolgerung/Bedeutung für die Praxis

Zeigt das Kind auf die falsche Stelle beziehungsweise weit neben die Zielstelle, kann davon ausgegangen werden, dass es entweder die entsprechende Stelle nicht richtig „fühlt" oder die Ansteuerung des Arms nicht richtig funktioniert, um auf die Zielstelle zu zeigen.

Beides deutet auf ein Defizit im Parietallappen hin und kann für die motorische Ausführung zusätzlich auf ein Defizit des Frontallappens und Kleinhirns hinweisen. Im Alltag fallen diese Kinder durch Bewegungsungeschicklichkeit auf. Sie können die betroffenen Körperteile nicht gezielt ansteuern oder nehmen Berührungen durch Dritte oder Dinge, die sie anfassen (Stift), nur unzureichend wahr, was zu vielerlei Irritationen im Alltag und im Sport führen kann.

FINGER-FÜHL-TEST

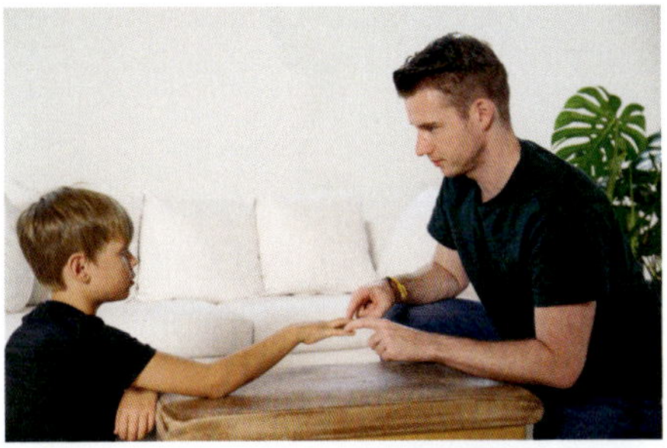

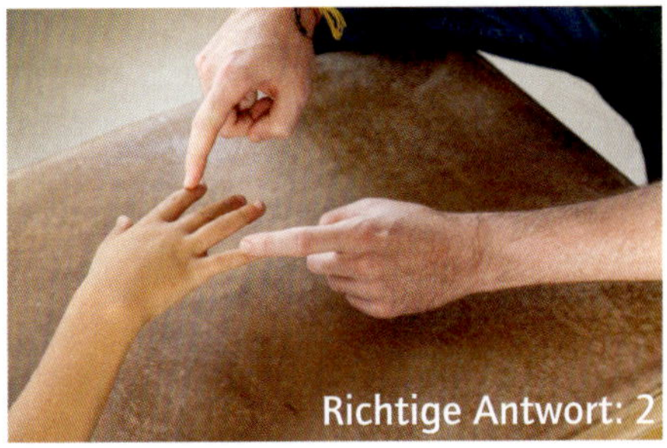

Richtige Antwort: 2

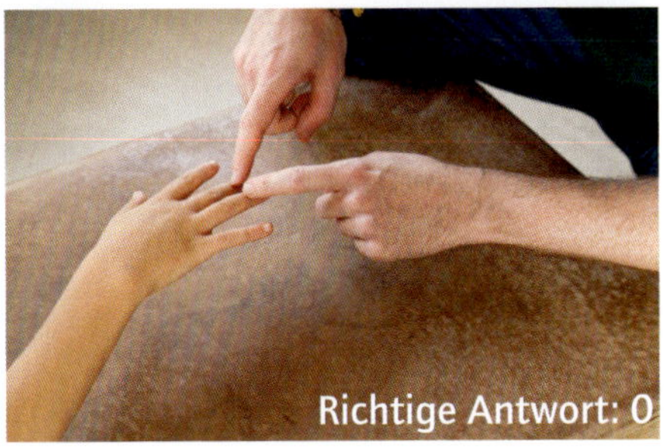

Richtige Antwort: 0

Ausgangsstellung

Sitz mit der Handfläche nach unten. Die Augen sind geschlossen.

Übungsbeschreibung

Ein Erwachsener berührt kurz zwei Finger direkt unterhalb des Nagelbetts. Das Kind sagt, wie viele Finger zwischen den beiden berührten Fingern liegen (mögliche Antworten: 0, 1, 2, 3). Die Finger werden während der Lösungsfindung nicht bewegt, weil dies zusätzliche Informationen über die Lage der Finger geben würde. Pro Hand werden 5 Versuche durchgeführt, von denen alle richtig sein sollten. Antwortet das Kind falsch oder langsam, deutet dies auf ein Defizit hin.

Beobachtungen

- Das Kind kann die Berührung generell nicht wahrnehmen.
- Das Kind kann bestimmte Fingerkombinationen nicht wahrnehmen. Welche?
- Unterschiede in der Wahrnehmung der rechten und linken Hand werden sichtbar.
- Das Kind bewegt die Finger.

Schlussfolgerung/Bedeutung für die Praxis

Kann das Kind die Finger nicht differenzieren, deutet dies auf eine Dysfunktion im Parietallappen hin. Im Alltag können diese Kinder durch verkrampfte Stifthaltungen, Ungeschicklichkeit bei handwerklichen Tätigkeiten oder beim Basteln sowie vermehrte Stolper-/Fallsituationen auffallen. Im Sport zeigen sie zudem häufig einen unreifen Handstütz.

RÄUMLICHE ORIENTIERUNG

Ausgangsstellung

Stand.

Übungsbeschreibung

Das Kind soll sich im Raum orientieren:

a. Stelle dich hinter den Stuhl, auf den Hocker, rechts neben den Ball, vor das Fenster, links neben die Zimmerpflanze.
b. Was ist oben, was ist unten, was ist links, was ist rechts?
c. Wie hoch ist der Tisch? Wie breit ist der Raum? Wie groß bist du? Ist der Tisch größer (höher) als du?

Beobachtungen

- Verwechslung von rechts und links.
- Schwierigkeiten mit davor oder dahinter.
- Schwierigkeiten mit über und unter.
- Schwierigkeiten bei der Größenzuordnung.

Schlussfolgerung/Bedeutung für die Praxis

Hat das Kind Schwierigkeiten, Objekte in Relation zu seinem Körper einzuordnen und zu beobachten, deutet dies auf Dysfunktionen im Parietal- und Temporallappen hin. Im Alltag fallen diese Kinder insbesondere durch Orientierungsprobleme in unbekannten Umgebungen, in der Bestimmung der rechten und linken Seite sowie durch Hör- und Verständnisprobleme auf.

Diese Kinder sind in der Regel eher unsicher bis schüchtern, klettern wenig und meiden teilweise laute oder wilde Gruppenrunden, da ihnen die Orientierung dort besonders schwerfällt und sie die Reaktionen der anderen Kinder häufig falsch einschätzen.

TOUCH AND REACT

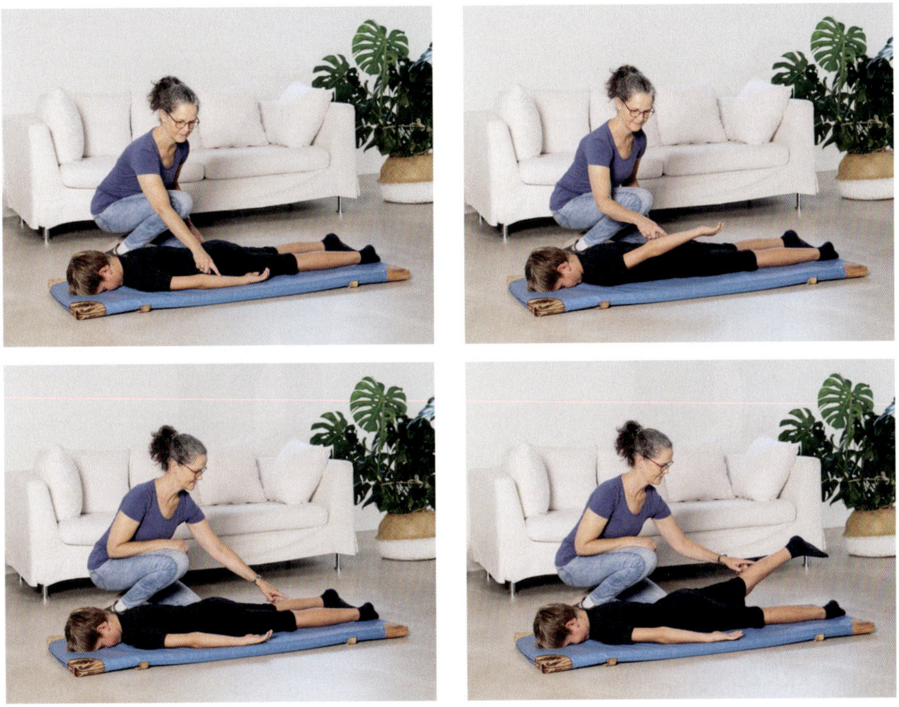

Ausgangsstellung

Bauchlage oder Stand mit geschlossenen Augen.

Übungsbeschreibung

Ein Erwachsener berührt eine Stelle am Körper und das Kind soll diese benennen und bewegen oder Gegendruck geben. Es besteht die Möglichkeit, verschiedene taktile Reize zu testen, wenn eine Stelle nicht wahrgenommen wird: Spitz, stumpf, Bürste, warm, kalt.

Beobachtungen

- Können alle Stellen direkt wahrgenommen werden?
- Gibt es Stellen mit verzögerter Wahrnehmung?
- Gibt es Stellen ohne Wahrnehmung?
- Gibt es Stellen, die nur gewisse Reize wahrnehmen bzw. nicht wahrnehmen?

Schlussfolgerung/Bedeutung für die Praxis

Defizite bei der Wahrnehmung der Berührung deuten auf eine Fehlfunktion des Parietallappens hin. Auch diese Kinder sind im Alltag eher unsicher und zeigen die bereits vorab genannten Auffälligkeiten.

FINGER-NASE

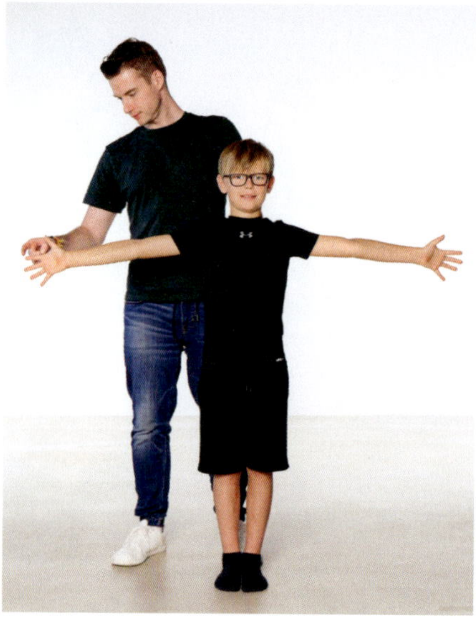

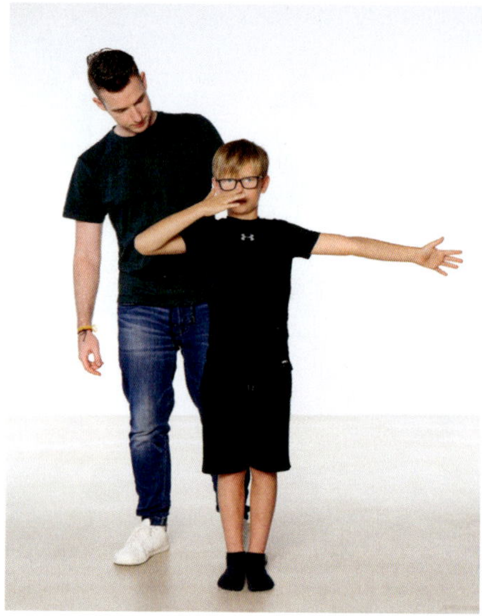

Ausgangsstellung

Stand mit seitlich ausgestreckten Armen. Der Erwachsene steht hinter dem Kind.

Übungsbeschreibung

Der Erwachsene berührt einen Finger des Kindes und das Kind führt diesen auf seine Nasenspitze.

Beobachtungen

- Das Kind trifft die Nase nicht. Die Bewegung ist **a)** zur kurz oder **b)** zu lang.
- Die Bewegung zur Nase ist nicht geradlinig.
- Kurz vor dem Berühren der Nase ist die Bewegung „zittrig".
- Das Kind drückt die Nase platt (zu viel Druck).
- Das Kind fängt an zu schwanken.

Schlussfolgerung/Bedeutung für die Praxis

Defizite lassen auf eine Fehlfunktion des Kleinhirns und des Parietallappens schließen. Im Alltag fehlt es diesen Kindern an Koordination und feinmotorischer Geschicklichkeit. Bewegungen sind oft ungenau und erreichen nicht das Ziel. Mallinien und Schriftbild weisen Ungenauigkeiten auf und im Sport sind oft Ballsportarten oder Sportarten mit hohem technischen Anspruch unbeliebt.

Unreifen in der Körperwahrnehmung wirken sich auf viele verschiedene Aspekte des alltäglichen Lebens aus. Sie können sich vor allem im Bereich der Feinmotorik und Bewegungssicherheit, aber auch in der sozialen Interaktion mit anderen Kindern und im eigenen Selbstbild zeigen. Die folgenden spielerischen Übungen können Unreifen des propriozeptiven Systems nachhaltig verbessern.

Wahrnehmungstools

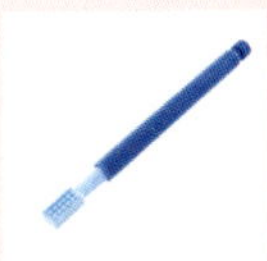

Wahrnehmung, insbesondere über die Haut, findet bei jedem Körperkontakt statt. Die vielen Rezeptoren in der Haut reagieren auf ganz unterschiedliche Reize. Manche lieben Vibration, andere Druck. Hier können neben den Händen auch andere Hilfsmittel wunderbare Erfolge erzielen.

5.3.5 NEUROÜBUNGEN

FUNKTIONSTEST

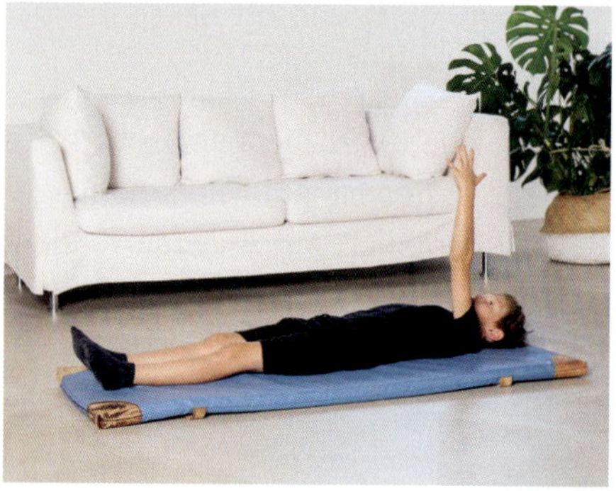

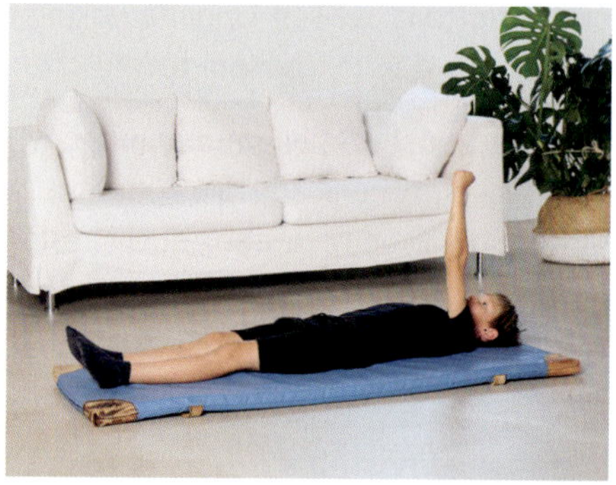

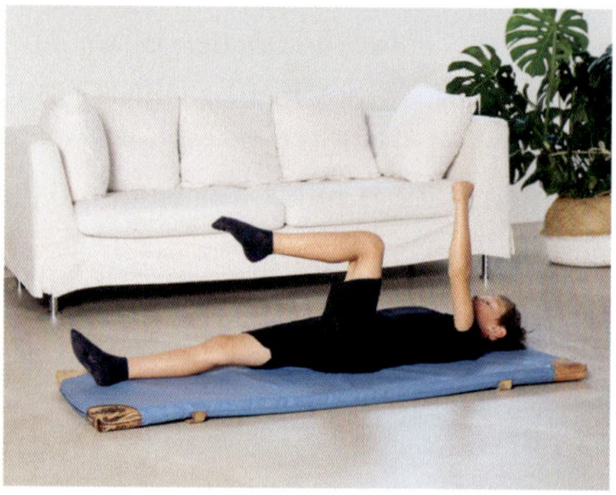

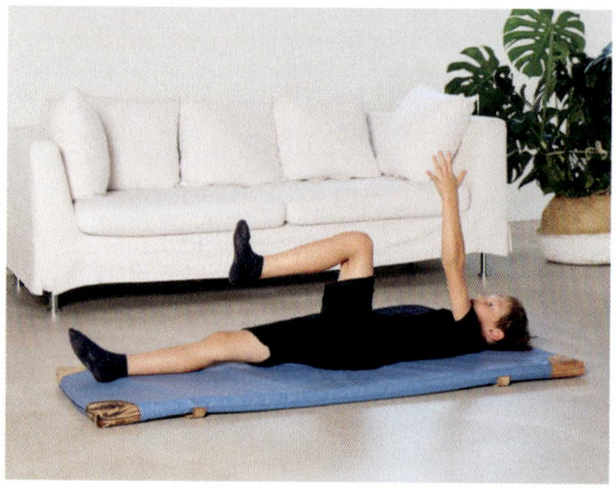

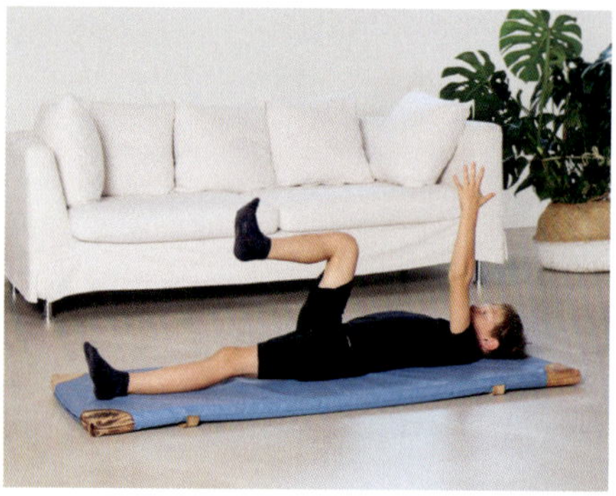

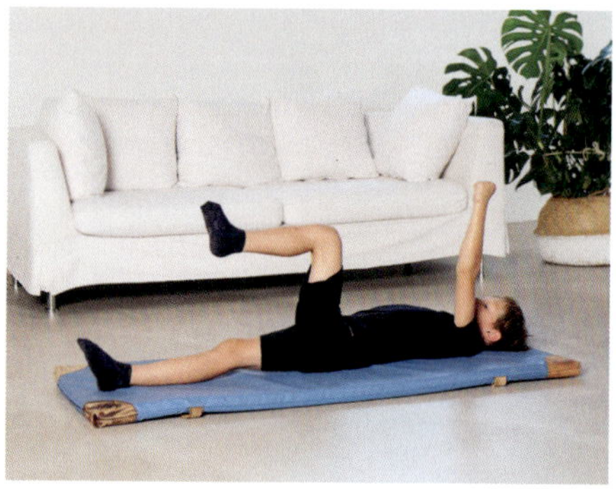

Ausgangsstellung:
Rückenlage auf einer Matte. Die Arme liegen lang neben dem Körper. Die Beine sind lang ausgestreckt.

Übungsbeschreibung
Die Übung testet und trainiert die isolierte und gemeinsame Ansteuerung der Extremitäten. Dazu wird zunächst der linke Arm angehoben und die Hand zur Faust geballt und anschließend werden alle Finger mit Spannung ausgestreckt. Dieser Ablauf wird dreimal ausgeführt, ohne dass sich die anderen Extremitäten bewegen oder anspannen. Danach folgt der linke Fuß (ohne Abbildung). Das linke Bein wird dazu gebeugt angehoben und die Zehen werden gespreizt und anschließend gekrallt, so, als wollte das Kind mit den Zehen einen Stift greifen. Danach erfolgen die Übungen auf der rechten Seite. Gelingt die isolierte Ansteuerung mit Händen und Füßen gut, so erfolgt die Übung mit Hand und Fuß der gleichen Seite gemeinsam und anschließend mit gegenseitigen Gliedmaßen, also beispielsweise linker Hand und rechtem Fuß.

Schlussfolgerung/Bedeutung für die Praxis
Schwierigkeiten in der isolierten Ansteuerung können auf ein Defizit im Parietallappen und im Hinblick auf die motorische Ausführung zusätzlich auf ein Defizit des Frontallappens und Kleinhirns hinweisen. Im Alltag fallen diese Kinder durch Bewegungsungeschicklichkeit auf. Sie können die betroffenen Körperteile nicht gezielt ansteuern, was zu vielfältigen Schwierigkeiten im Alltag und im Sport führen kann.

FINGER-NASE-FINGER

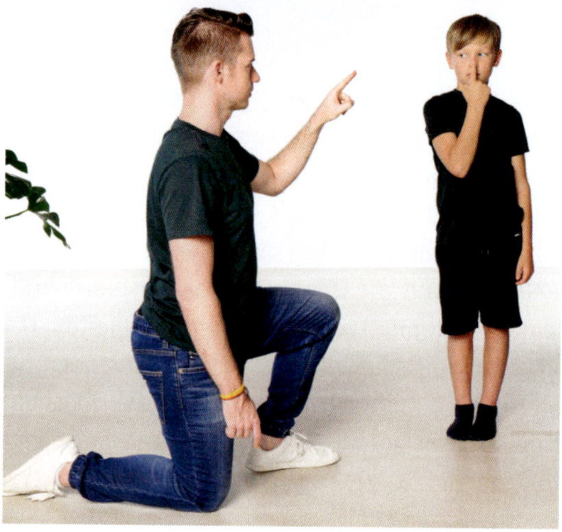

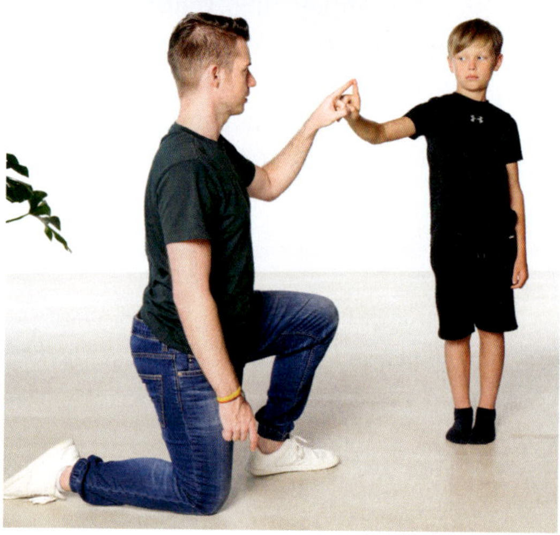

Ausgangsstellung
Stand. Ein Erwachsener kniet/steht vor dem Kind.

Übungsbeschreibung
Das Kind berührt mit dem Zeigefinger leicht seine Nasenspitze und dann die Fingerspitze des ausgestreckten Zeigefingers des Erwachsenen.

Variante
Der Erwachsene verändert die Fingerposition (rechts, links, höher, tiefer) und seine Knie-/Standposition.

Dosierung
Etwa 5-10 Wiederholungen pro Seite, bis der Erwachsene einen Eindruck über die Fähigkeiten gewonnen hat.

Allgemeines Ziel
Die Hand-Auge-Koordination verbessern.

Alltagsbezogene Ziele
Im Zentrum steht das Abschätzen von Entfernungen sowie die Bewegungsplanung. Die zielgenaue Ansteuerung sowie die Treffsicherheit in Ruhe und Bewegung sowie in unterschiedlichen Positionen und Entfernungen werden trainiert.

HALLO, WACH!

Ausgangsstellung

Stand oder Sitz vor einem Spiegel einnehmen.

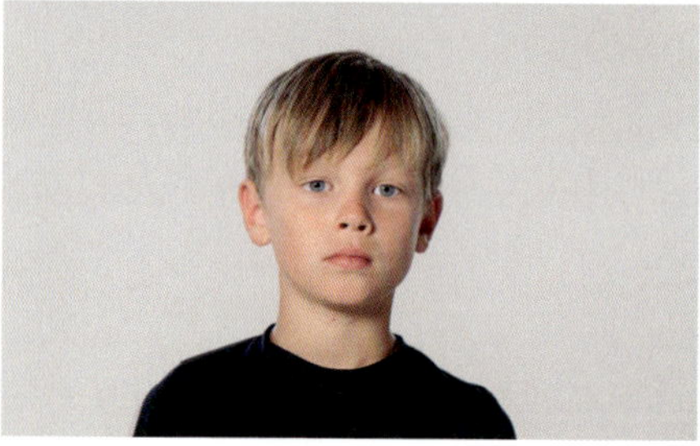

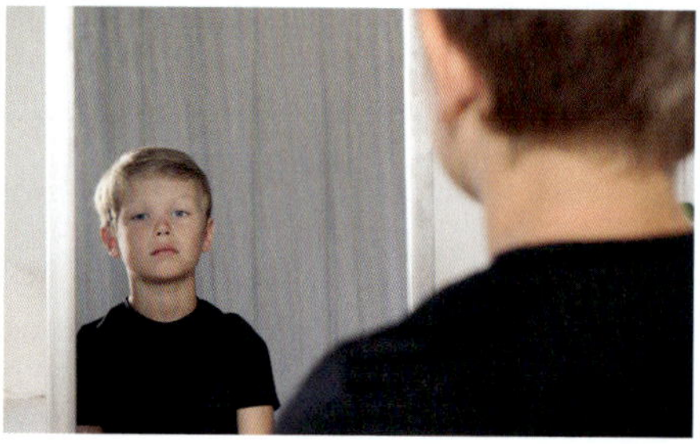

Übungsbeschreibung

Das Kind führt folgende Bewegungen aus:

VOR

Beschreibung siehe Kapitel 5.2.4., S. 118.

Zähnefletschen

Den Mund leicht öffnen, sodass man die Zähne sieht. Jetzt den Kiefer gleichmäßig nach rechts, links, vorne und hinten bewegen.

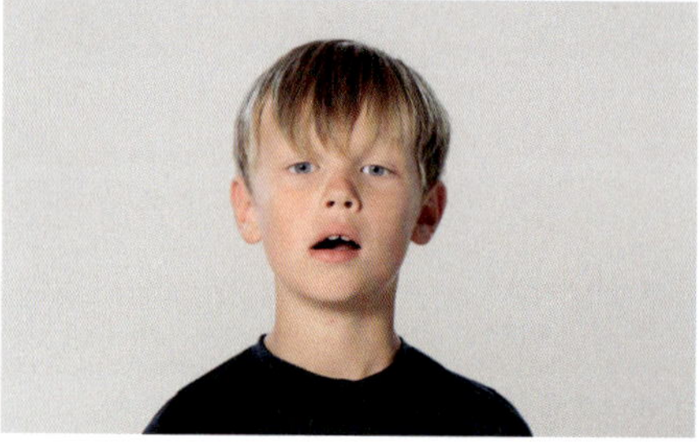

Zungenakrobatik

Den Mund geschlossen halten und mit der Zunge kreisförmig die Zähne (zwischen Zahn und Lippe) entlanggleiten. Die Richtung wechseln.

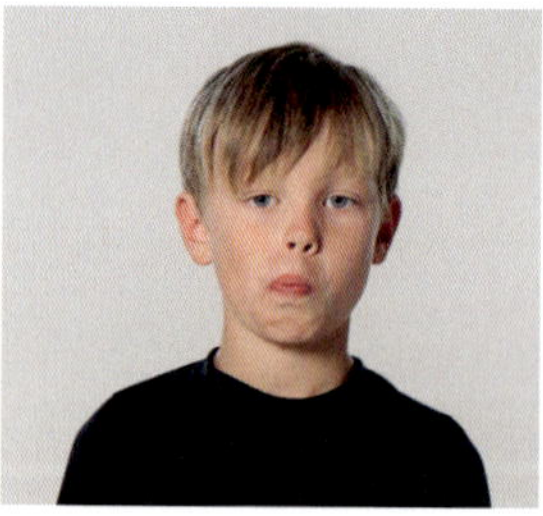

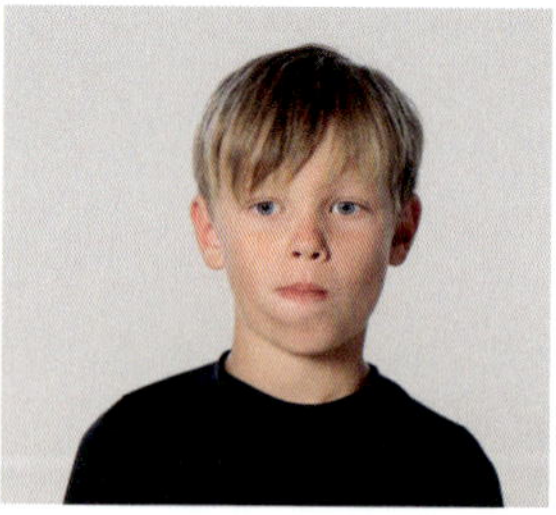

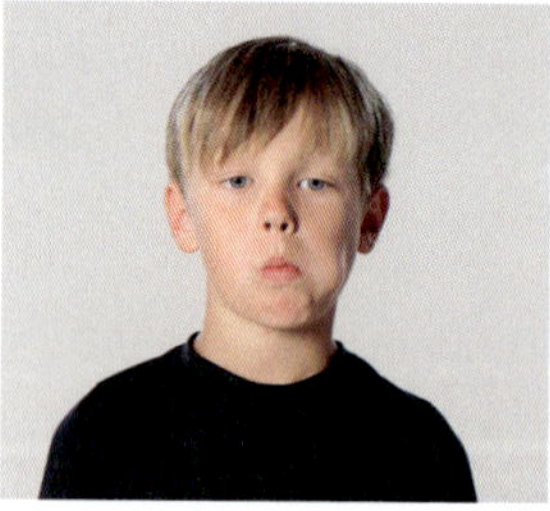

Grimassen

Die Augen weit öffnen, zusammenkneifen, den Mund weit öffnen etc.

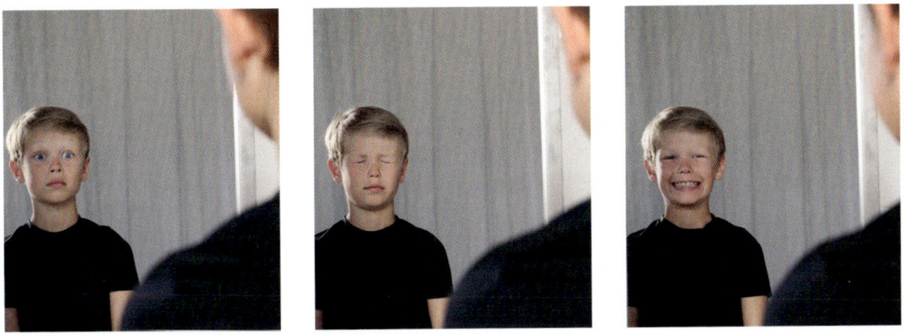

Augen-Pingpong (ohne Abbildung)

Mit den Augen vom linken zum rechten Spiegelrand springen oder von oben nach unten oder in alle Ecken.

Kugelfisch

Beide Wangen mit Luft füllen. Danach abwechselnd die linke und rechte Wange mit Luft füllen.

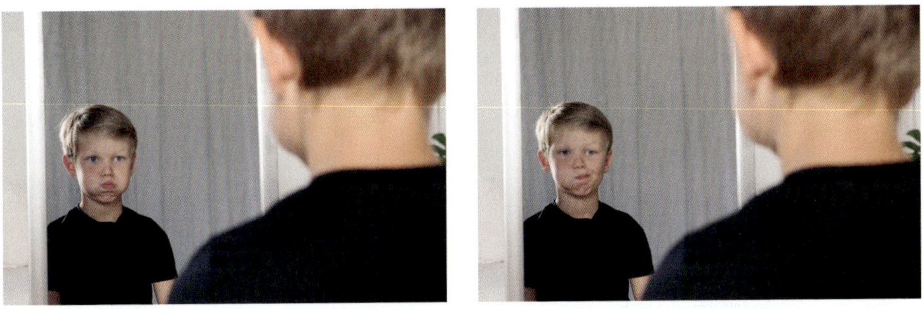

Gurgelsound (ohne Abbildung)

Mit einem großen Schluck Wasser im Mund ein Lieblingslied gurgeln.

Dosierung

Diese Übungen sollen als Abfolge hintereinander ausgeführt werden. Hierbei wird empfohlen, jede Übung etwa 5-10-mal auszuführen.

Generelles Ziel

Die Mimik aktiviert durch den siebten Hirnnerv den Pons im Hirnstamm. Da dieser auch an der Regulation der Atmung und Haltung beteiligt ist und eine große Auswirkung auf die parasympathische Aktivität hat, können diese Faktoren dadurch verbessert werden.

FERNSTEUERUNG

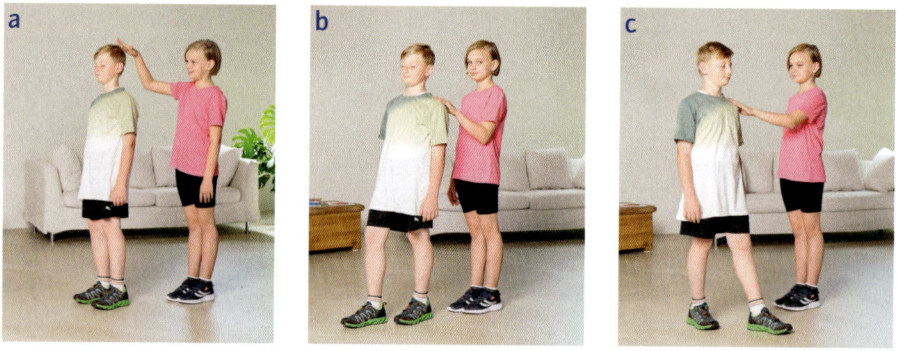

Ausgangsstellung

Zwei Kinder stehen hintereinander. Das vordere Kind schließt die Augen.

Übungsbeschreibung

Das hintere Kind tippt das vordere Kind zwischen den Schulterblättern einmal an. Daraufhin geht das Kind los. Auf weitere Tippsignale ändert das vordere Kind die Richtung wie folgt:

a. Einmal tippen auf den Kopf: Start oder Stopp.
b. Einmal tippen auf die rechte/linke Schulter: Vierteldrehung nach rechts/links.
c. Zweimal tippen auf die rechte/linke Schulter: Eine halbe Drehung nach rechts/links.

Dosierung

Solange es Spaß macht.

Allgemeine Ziele

Es soll eine räumliche Orientierung erfolgen sowie Vertrauen und Körperwahrnehmung sollen verbessert werden.

Alltagsbezogene Ziele

Es sollen Vertrauen in den eigenen Körper sowie mehr Sicherheit und Selbstbewusstsein geschaffen werden. Die Wahrnehmung externer Reize und eine sichere Aufgabenausführung stehen im Mittelpunkt der Übung.

MARSCHIEREN

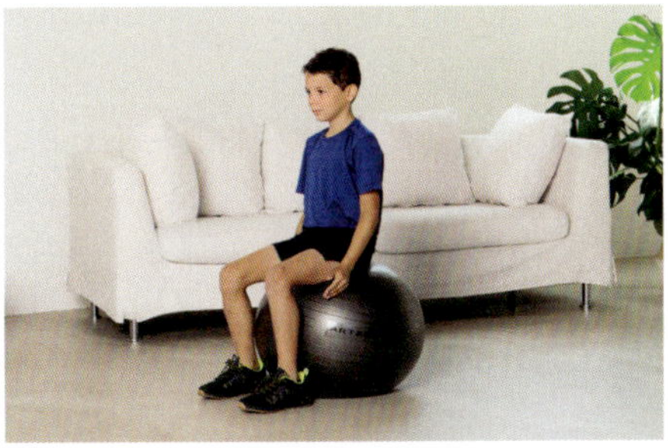

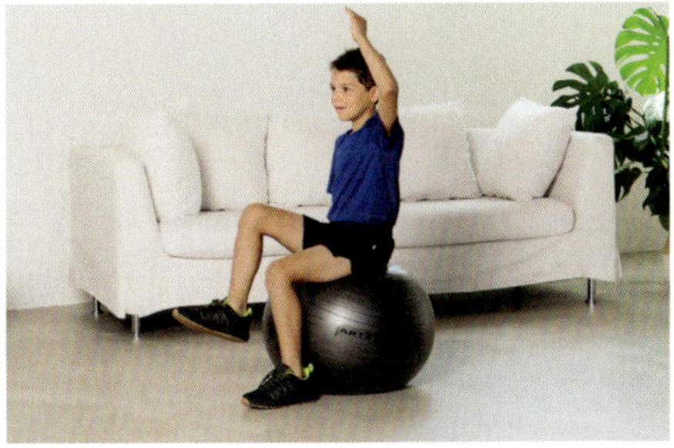

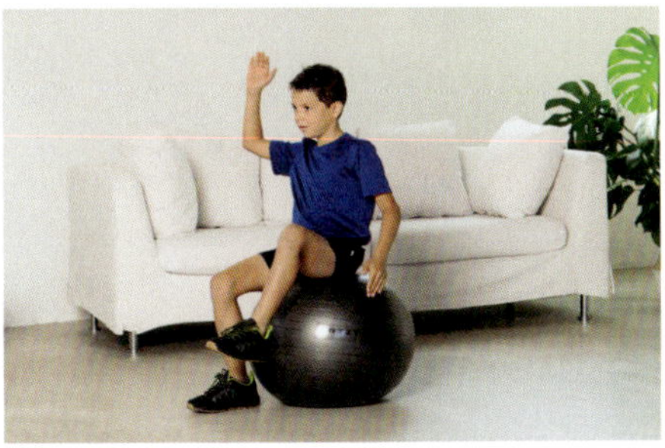

Ausgangsstellung

Auf dem großen Ball sitzen.

Übungsbeschreibung

Das Kind hebt abwechselnd die Beine vom Boden ab und hält dabei das Gleichgewicht auf dem Ball. Geht das gut, kann der gegengleiche Arm mitbewegt werden.

Dosierung

Laut bis 5/10/15/20 zählen.

Allgemeine Ziele

Körperwahrnehmung und Gleichgewicht sind die Ziele der Übung.

Alltagsbezogene Ziele

Das Kind lernt, wie sich Gewichtsverlagerungen auf das Gleichgewicht auswirken und eine stabile Position zu halten.

DREHMANÖVER

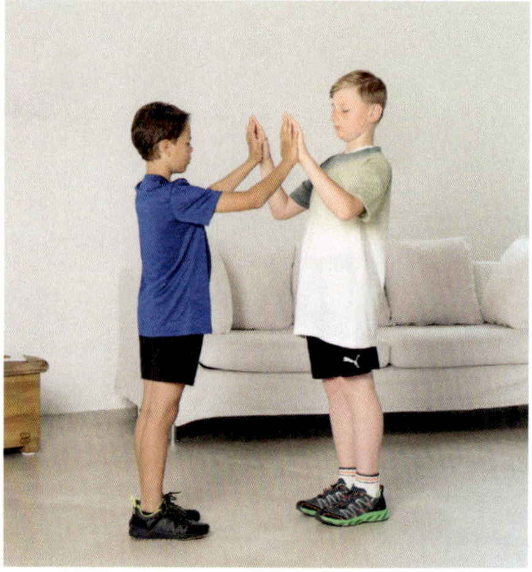

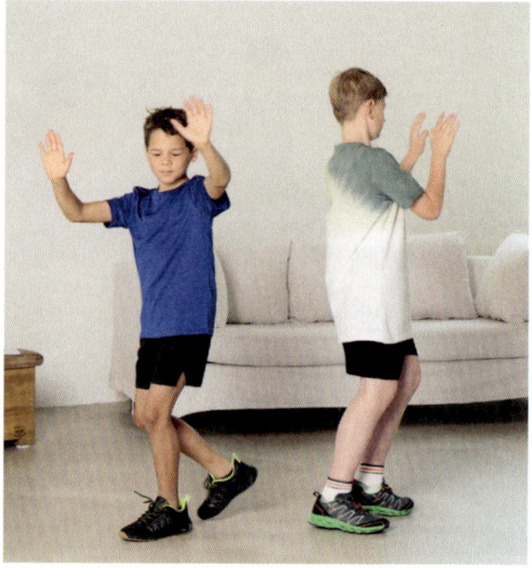

Ausgangsstellung

Zwei Kinder stehen sich gegenüber und schauen sich an. Sie strecken die leicht gebeugten Arme nach vorne aus, sodass sich die Handflächen berühren. Jetzt schließen sie die Augen.

Übungsbeschreibung

Die Kinder drehen sich einmal im Kreis und versuchen, die Hände des Partnerkindes wieder zu treffen.

Varianten

Richtungswechsel oder Mehrfachdrehungen ausführen.

Dosierung

Etwa 5-10-mal pro Drehrichtung.

Allgemeine Ziele

Körperwahrnehmung, die räumliche Orientierung verbessern.

Alltagsbezogene Ziele

Die Orientierung während und nach einer schnellen Bewegung aufrechterhalten. Mehr Sicherheit und Reaktionsvermögen im Alltag und Sport erlangen.

KLEBENDE HÄNDE

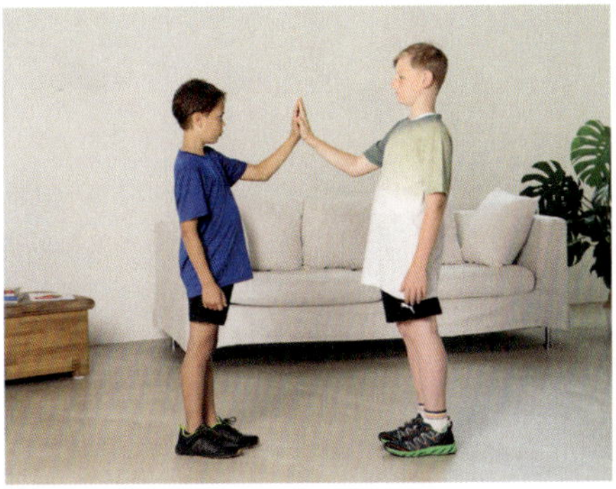

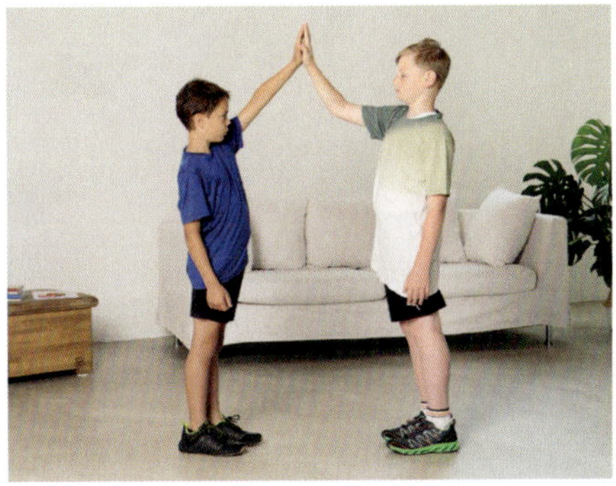

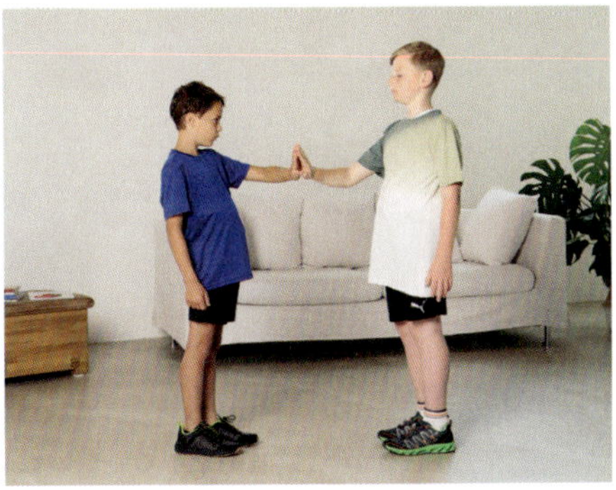

Ausgangsstellung

Zwei Kinder stehen sich gegenüber und schauen sich an. Sie legen die Handflächen eines gegenüberliegenden, leicht gebeugten Arms aneinander. Jetzt schließen sie die Augen.

Übungsbeschreibung

Ein Kind schreibt einen Buchstaben oder zeichnet eine einfache Form und das andere Kind folgt der Bewegung und errät den Buchstaben bzw. die Form.

Varianten

Ganze Wörter oder auch Rechenaufgaben schreiben.

Dosierung

Solange es Spaß macht.

Allgemeines Ziel

Die Körperwahrnehmung verbessern.

Alltagsbezogene Ziele

Der Fokus liegt auf der Verbesserung der Vorstellungskraft und auf der Visualisierung von Buchstaben, Wörtern und Objekten.

KLATSCHLAUF

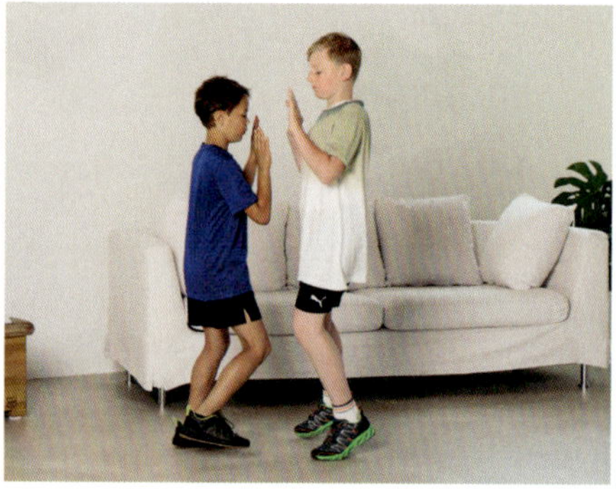
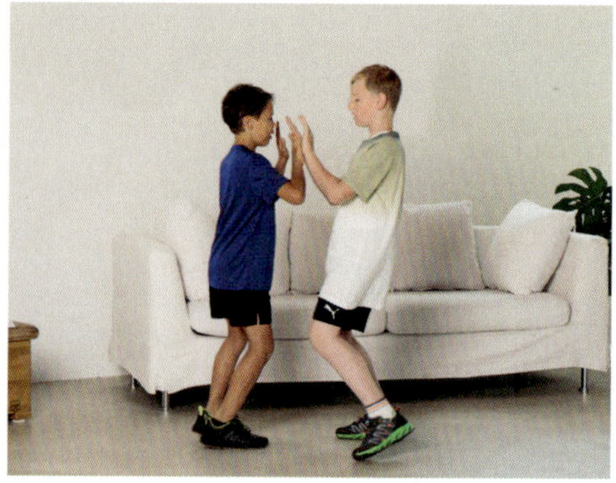
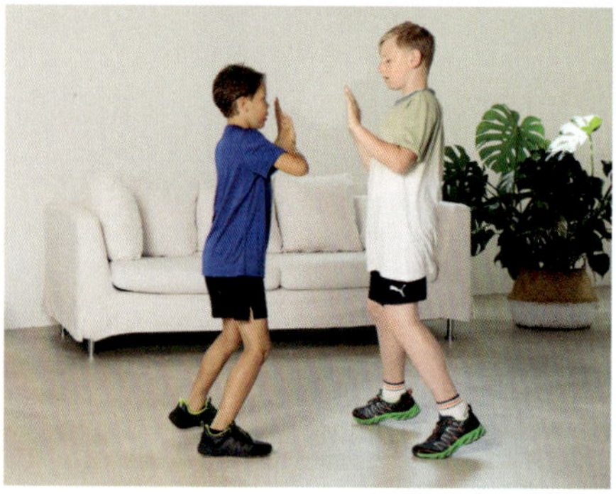
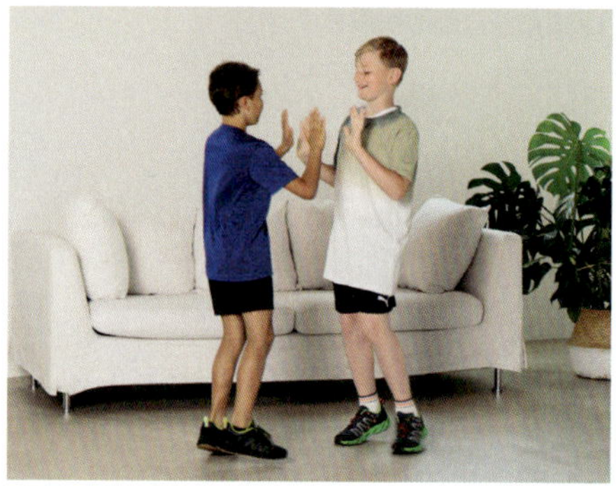

Ausgangsstellung
Zwei Kinder stehen sich gegenüber.

Übungsbeschreibung
Die Kinder laufen seitlich im Anstellschritt, während sie die Hände aneinander klatschen.

Dosierung
Solange es Spaß macht.

Allgemeine Ziele
Körperwahrnehmung, räumliche Orientierung und Gleichgewicht verbessern.

Alltagsbezogene Ziele
Die Orientierung und stabile Haltung während einer schnellen Bewegung soll trainiert werden. Mehr Sicherheit und Reaktionsvermögen im Alltag und Sport erlangen.

BLINDER PARCOUR

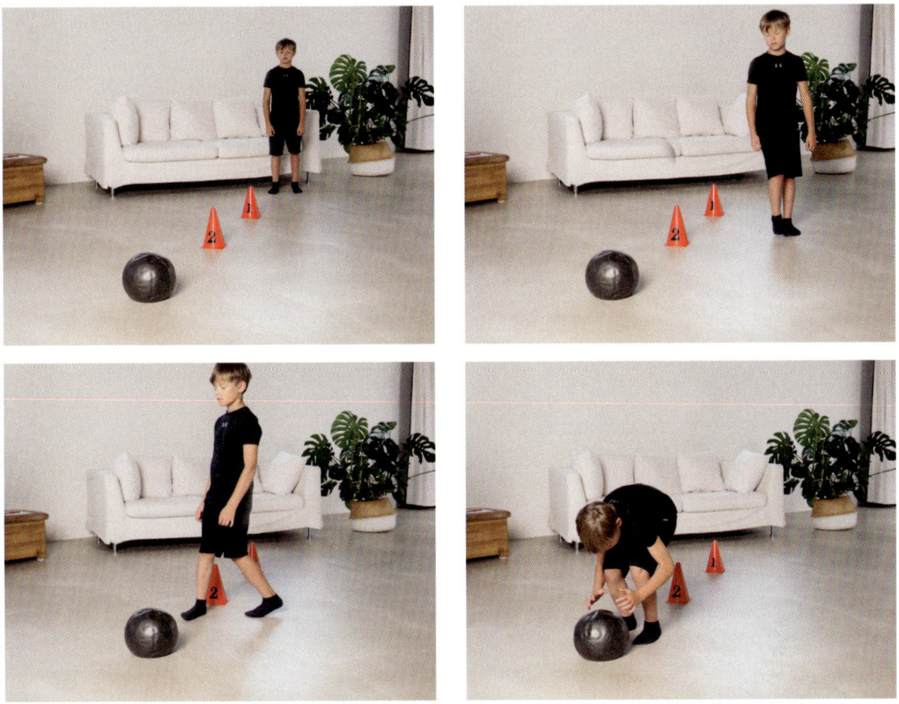

Ausgangsstellung
Stand vor einem selbst ausgelegten Mini-Parcour, wie z. B. zwei Hütchen und ein Ball oder mehrere bunte Tücher.

Übungsbeschreibung
Das Kind versucht, sich den Parcour visuell einzuprägen und ihn dann blind zu durchlaufen. Dabei kann es im Slalom um die Hütchen gehen und am Ende den Ball aufheben oder auch andere Bewegungsaufgaben erfüllen.

Dosierung
Solange es Spaß macht.

Allgemeines Ziel
Körperwahrnehmung, räumliche Orientierung und die Erinnerung verbessern.

Alltagsbezogene Ziele
Die Verbesserung von Vorstellungskraft und Visualisierung steht im Mittelpunkt der Übung.

KOPIERER

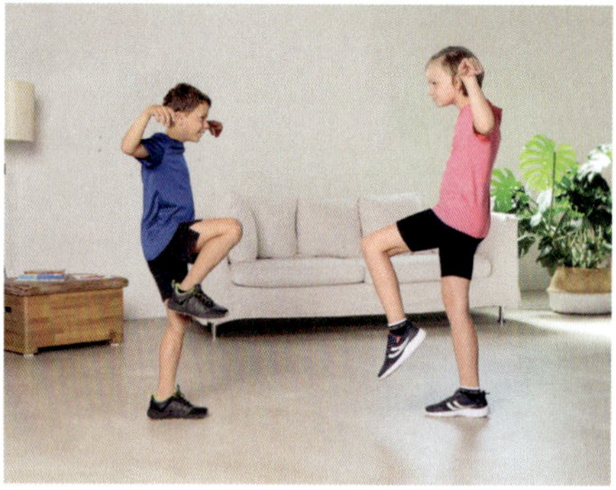

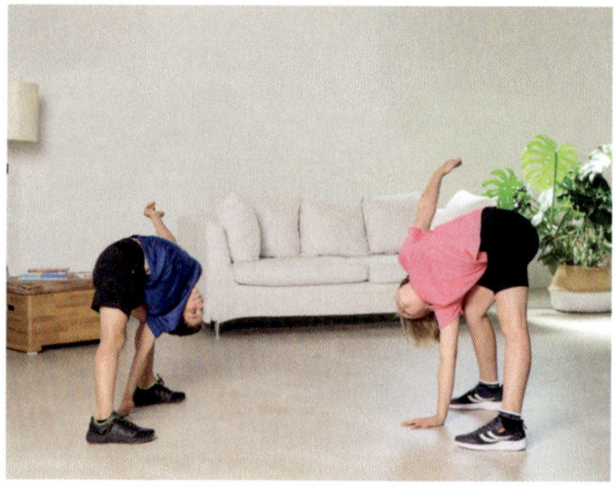

Ausgangsstellung

Zwei Kinder stehen sich gegenüber.

Übungsbeschreibung

Ein Kind begibt sich in eine lustige Position und das andere Kind versucht, diese nachzustellen.

Dosierung

Solange es Spaß macht.

Allgemeine Ziele

Körperwahrnehmung und Empathie verbessern.

Alltagsbezogene Ziele

Die Kinder lernen, genau zu beobachten und zu spiegeln, also das Gesehene in eigene Bewegung umzusetzen. Dies ist sowohl für die Wahrnehmung des eigenen Körpers als auch für das Bewegungslernen von entscheidender Bedeutung.

MEISTER-CHALLENGE

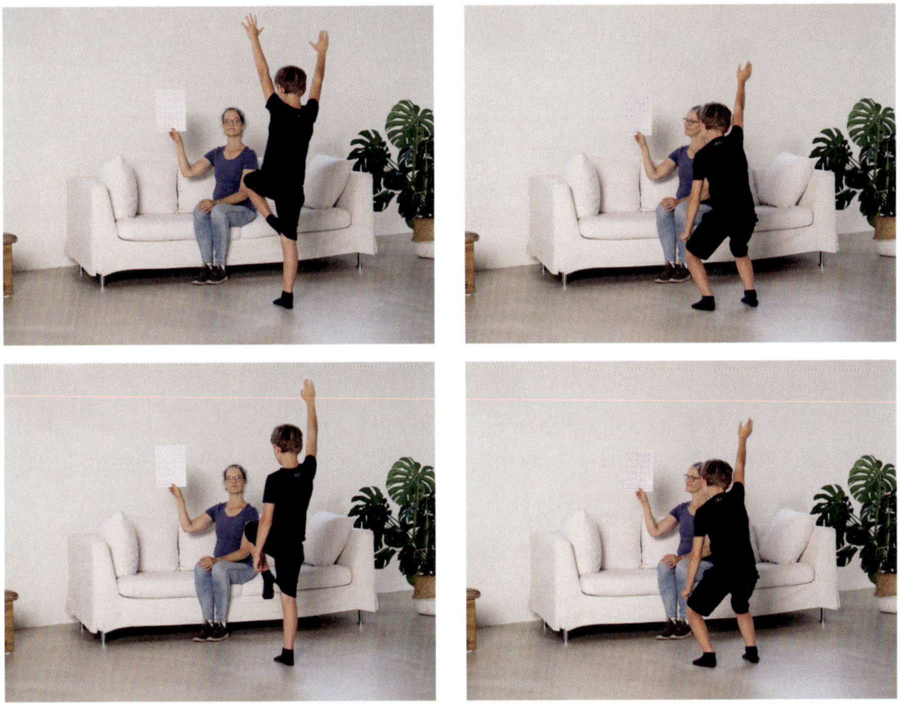

Ausgangsstellung

Stand vor der Koordinationstafel 4 (s. S. 182/183, dritte Zeile Symbol 5 + 6 und vierte Zeile Symbol 1+2)

Übungsbeschreibung

Die Symbole werden mit Bewegungen belegt und schnellstmöglich hintereinander ausgeführt. Folgende Bewegungen sind möglich: Ausfallschritte, Armbewegungen, Fußbewegungen, Schritte etc.

Dosierung

1-2-mal die Koordinationstafel.

Allgemeine Ziele

Visuelle Orientierung, die Entscheidungsfindung, die Verbindung von visuellen Aufgaben und motorischen Lösungen sollen verbessert werden.

Alltagsbezogene Ziele

Der Fokus liegt auf einer Verbesserung der Konzentration und des Arbeitsgedächtnisses sowie auf einer schnellen Informationsverarbeitung und Entscheidungsfindung bei komplexen Sachverhalten.

KREISVERKEHR

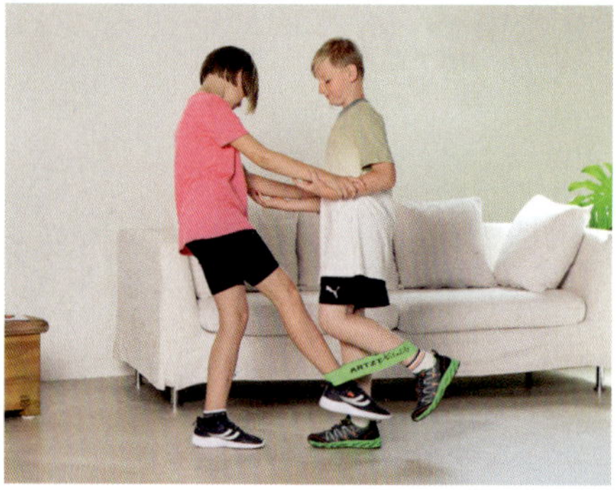
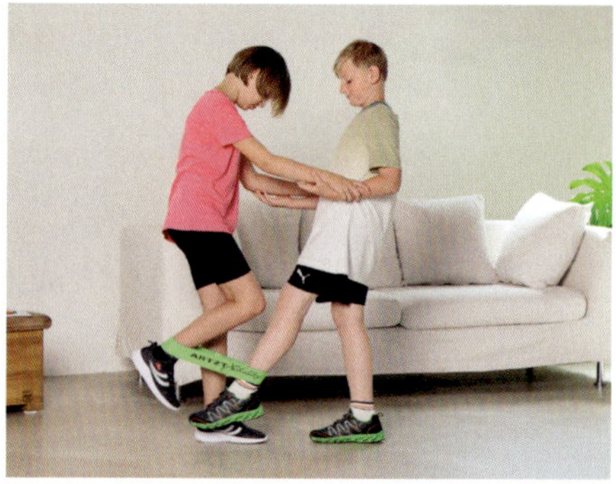

Ausgangsstellung

Zwei Kinder stehen sich gegenüber. Ein Loop wird um die seitengleichen Fußgelenke gelegt. Der Abstand wird so gewählt, dass das Loop ganz leicht auf Spannung ist.

Übungsbeschreibung

Ein Kind bewegt sein Bein in unterschiedliche Richtungen (Kreise, liegende Acht, vor und zurück) und das andere Kind folgt der Bewegung. Dabei versuchen die Kinder, nicht umzufallen und die Spannung des Loops immer aufrechtzuerhalten.

Dosierung

Solange es Spaß macht.

Allgemeines Ziel

Körperwahrnehmung und eine Verbesserung von Kraft und Beweglichkeit erreichen.

Alltagsbezogene Ziele

Eine Verbesserung der motorischen Aktivierung soll trainiert werden. Zweckmäßige Bewegungs- oder Handlungsantworten auf einen Reiz oder eine vorausgehende Aktion stehen im Mittelpunkt.

GASSI GEHEN

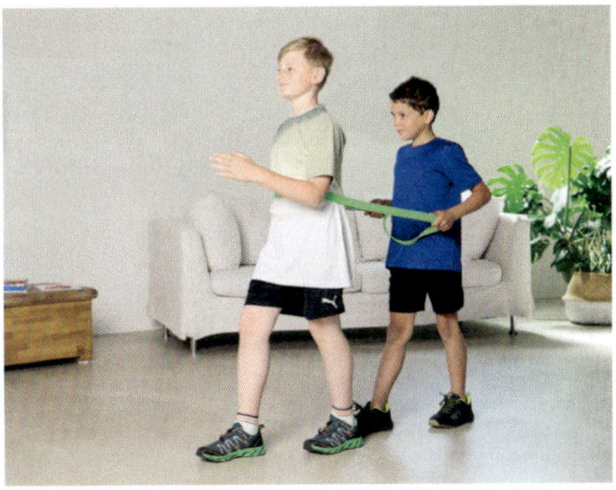

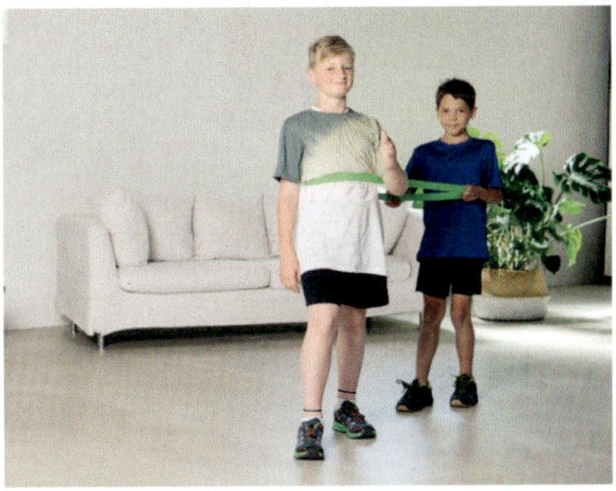

Ausgangsstellung

Zwei Kinder stehen hintereinander. Das hintere Kind legt dem vorderen Kind ein elastisches Band um den Bauch.

Übungsbeschreibung

Das vordere Kind bewegt sich wie folgt gegen den Widerstand:

a. rückwärts;
b. vorwärts;
c. auf Takt sowie
d. mit Schrittvorgaben.

Dosierung

Solange es Spaß macht.

Allgemeine Ziele

Die Körperwahrnehmung verbessern und eine Bewegungskorrektur vornehmen.

Alltagsbezogene Ziele

Schnelle und zweckmäßige Bewegungs- oder Handlungsantworten auf einen Reiz (Bandzug) finden.

ACHTUNG, BODENKONTAKT!

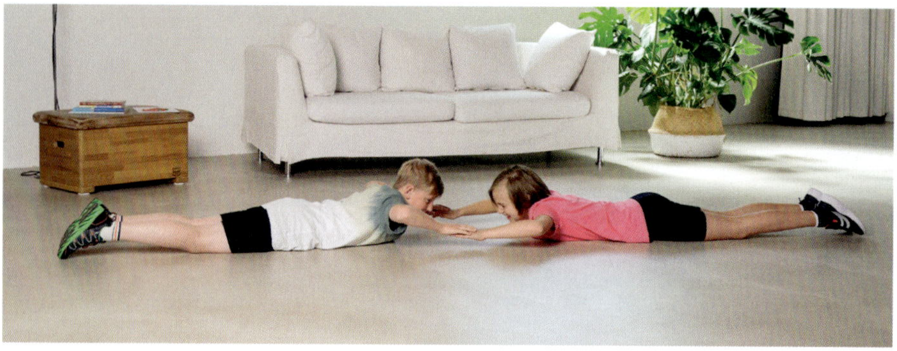

Ausgangsstellung

Zwei Kinder liegen sich in Bauchlage gegenüber. Die Arme sind in U-Haltung und die Handflächen zeigen nach unten. Der Abstand wird so gewählt, dass ein Kind die Handflächen über die Handrücken des anderen Kindes halten kann.

Übungsbeschreibung

Das Kind, das die Hände oben hat, versucht, die Hände des anderen Kindes auf den Boden zu drücken (maximal 5 Sekunden lang).

Dosierung

Bei Bodenkontakt werden die Hände gewechselt und das Gewinnerkind bekommt einen Punkt. Gespielt wird so lange, bis ein Kind fünf Punkte erreicht hat.

Allgemeine Ziele

Körperwahrnehmung und -aktivierung verbessern.

Alltagsbezogenes Ziel

Eine gezielte Aktivierung der Streckerkette erreichen.

KARAMBOLAGE

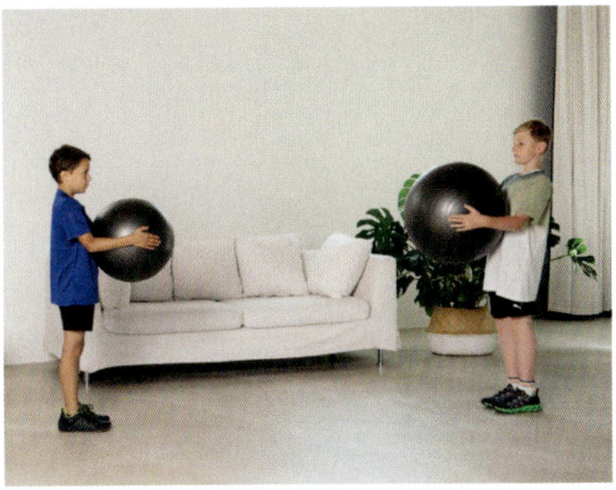 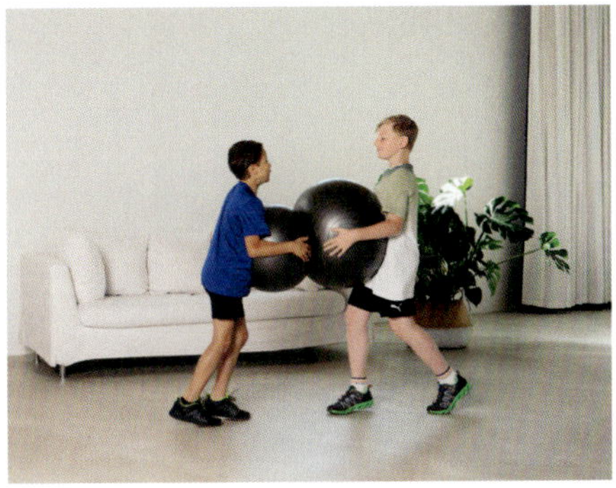

Ausgangsstellung

Zwei Kinder bekommen einen großen Ball und halten sich diesen mit beiden Händen direkt vor dem Bauch.

Übungsbeschreibung

Die Kinder laufen langsam aufeinander zu und stupsen die Bälle gegeneinander. Dabei versuchen sie, nicht aus dem Gleichgewicht zu geraten. Klappt der langsame Ballstupser gut, können sie etwas mutiger werden.

Dosierung

Solange es Spaß macht.

Allgemeine Ziele

Körpergefühl und Krafteinsatz dosieren.

Alltagsbezogene Ziele

Die Kinder erfahren spielerisch das physikalische Prinzip von Aktion und Reaktion und lernen, ihre Kraft gezielt einzusetzen und zu regulieren. Zudem lernen sie, das Gleichgewicht trotz Störung aufrechtzuerhalten.

FELSENKLAU

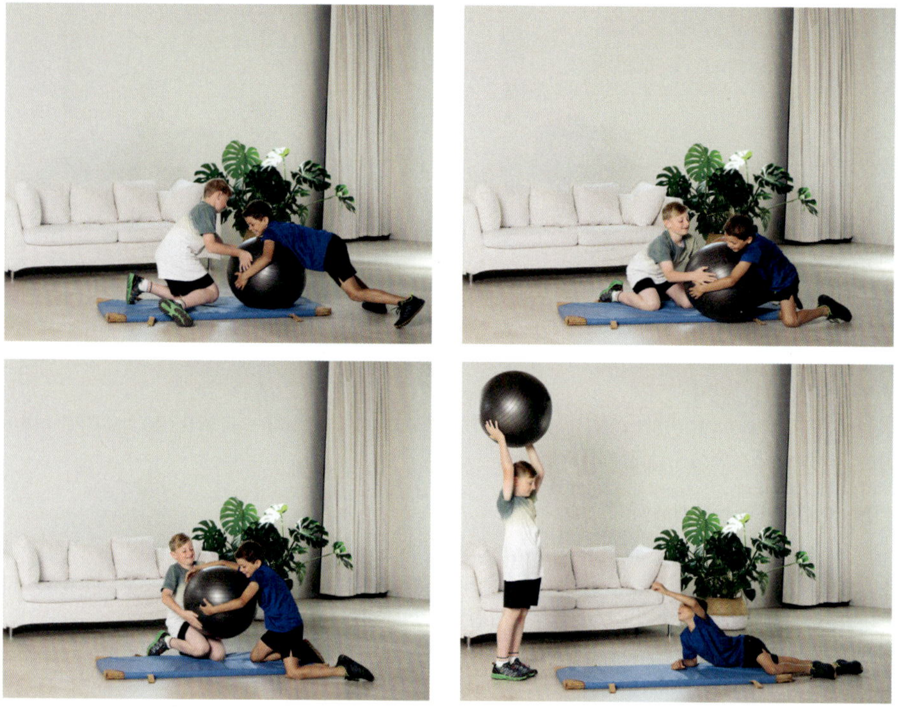

Ausgangsstellung

Ein Kind liegt bäuchlings auf einem großen Ball.

Übungsbeschreibung

Das Partnerkind versucht, den Ball unter dem Kind zu stehlen und legt sich dann selbst auf den Ball. Die Rollen wechseln.

Allgemeine Ziele

Körperwahrnehmung, Reaktion und Krafteinsatz verbessern.

Dosierung

Solange es Spaß macht.

Alltagsbezogene Ziele

Der Fokus liegt auf der Verbesserung der Griff- und Haltekraft sowie auf den Hebelverhältnissen und auf der externen Wirkung von Kräften durch den „Gegner".

GRATWANDERUNG

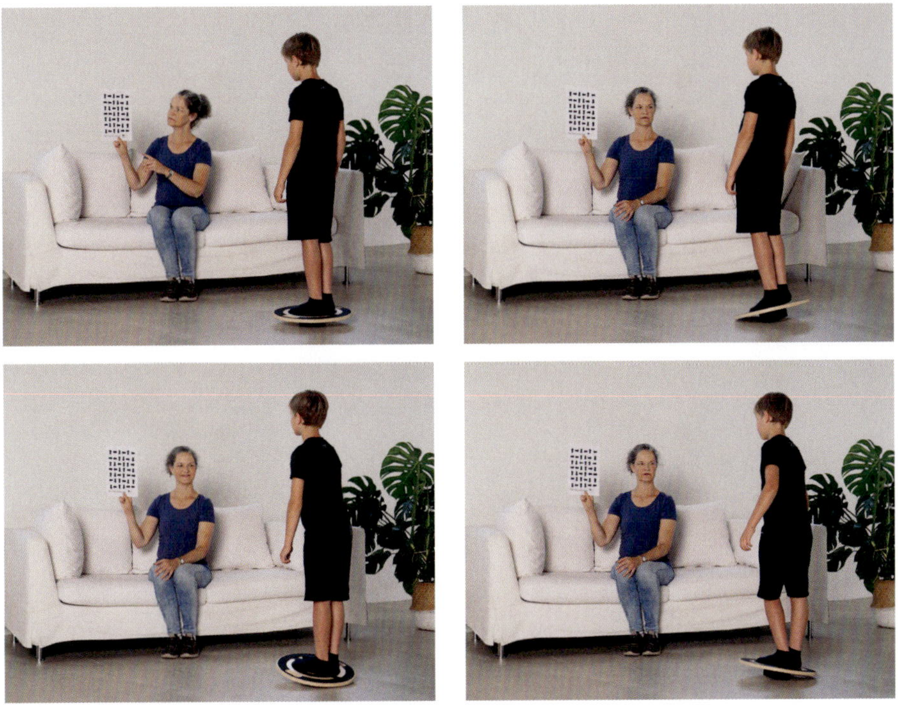

Ausgangsstellung
Stand auf dem Wobblesmart-Kreisel vor der Pfeile-Tafel.

Übungsbeschreibung
Den Kreisel in die Pfeilrichtung kippen (Pfeil hoch: nach vorne, Pfeil runter: nach hinten etc.), ohne dass er den Boden berührt. Dort für 2-3 Sekunden (laut zählen) die Position halten und die nächste Richtung ansteuern.

Dosierung
1-2-mal die Pfeile-Tafel.

Allgemeine Ziele
Die visuelle Wahrnehmung, Bewegungsumsetzung und das Gleichgewicht verbessern.

Alltagsbezogene Ziele
Das Zusammenspiel von visueller Wahrnehmung und Bewegung wird trainiert. Es soll eine Verbesserung von Fußgelenkbeweglichkeit und Bewegungskoordination erreicht werden.

6

BEWEGTES LERNEN IN SCHULE UND ALLTAG

In Kap. 5 haben wir überwiegend reine Bewegungsübungen vorgestellt. Kinder mit Unreifen in der Wahrnehmungsverarbeitung haben jedoch sehr häufig auch Schwierigkeiten bei schulischen Aufgaben. Hier stellen sie das lange Stillsitzen sowie die täglichen Konzentrations- und Lernaufgaben vor immer neue Herausforderungen:

- Merkfähigkeit und Abspeichern von Lerninhalten im Arbeitsgedächtnis und im Langzeitgedächtnis;
- sinnerfassendes Lesen;
- Aufmerksamkeitssteuerung im Klassenzimmer sowie
- Erfassung und Bearbeitung komplexerer Lernaufgaben.

Neben den reinen Bewegungsübungen, die ebenfalls Verbesserungen in Schule und Alltag bewirken können, kann man Bewegung auch wunderbar mit konkreten Lerninhalten verknüpfen. Bewegung kann hier - wie bereits erwähnt - als eine Art Dünger verstanden werden, der Lerninhalte besser begreifen lässt und den Abruf von bereits Gelerntem vereinfacht. Da man alleine mit diesem Thema ein ganzes Buch füllen könnte, werden hier nur ein paar Ideen vorgestellt.

6.1 FACH DEUTSCH

Wenn das Lernen nicht so leicht gelingen will, benötigen wir alternative Lern- und Speicherwege und vor allem ganz viel Spaß. Hier bietet sich die Kombination von Bewegung und Lernen an. Auf diese Weise werden die Lerninhalte zweifach im Gehirn codiert und können einfacher abgerufen werden. Zudem bewegen sich Kinder - wir haben es schon mehrfach erwähnt - gerne und versorgen über die Bewegungsübungen Gehirn und Muskeln besser mit Sauerstoff.

Im Fach Deutsch kann man die Groß- und Kleinschreibung in einer bewegten Einheit auch im Klassenzimmer üben.

VORLESETEXT – GROSS- UND KLEINSCHREIBUNG

Es wird ein kurzer Text vorgelesen und die Kinder müssen bei allen Wörtern, die großgeschrieben werden, aufstehen und die Arme zur Decke strecken und sich dann wieder hinsetzen. Klappt das gut, können die Kinder sich bei Nomen groß machen und bei allen kleingeschriebenen Wörtern in die Hocke setzen. Kommen mehrere Wörter hintereinander vor, bleiben sie in der Hocke. Das Vorlesetempo muss entsprechend langsam sein, damit das gelingt.

KREATIVARBEIT MIT DER PFEILE-TAFEL

Die Kinder gehen in Zweierteams oder Kleingruppen zusammen und erhalten je eine Tafel. Beim Zweierteam ist ein Kind der Turnmeister und das andere Kind der Coach. Kind 1 startet und überlegt sich zu jedem Pfeil nach oben ein Wort, das großgeschrieben wird, und beim Pfeil nach unten ein kleingeschriebenes Wort. Diese nennt es laut. Kind 2 kontrolliert die Wörter und gibt die Übungen bei den seitlichen Pfeilen vor (Drehen, Hüpfen, Armkreisen). Nach drei Reihen wird gewechselt.

Diese Übung kann auch gut zu Hause durchgeführt werden. Das Kind nennt je nach Pfeilrichtung Wörter die man groß oder klein schreibt (die Eltern kontrollieren) und bei den seitlichen Pfeilen vereinbaren Eltern und Kind vorab eine auszuführende Bewegung, also zum Beispiel eine Drehung.

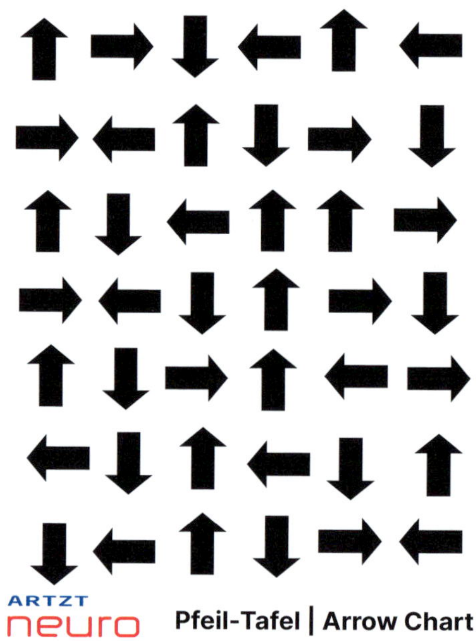

Abb. 15: Pfeile-Tafel

Genauso geht es auch beim Erlernen der Wortarten Nomen, Adjektive und Verben.

VORLESETEXT – WORTARTEN

Es werden einzelne Sätze vorgelesen und die Kinder müssen bei allen Nomen aufstehen und die Hände zur Decke strecken. Dabei sagen sie:

- Nomen werden großgeschrieben (die Hände gehen hoch).

Genauso kann man mit Verben oder Adjektiven verfahren. Hier gehen die Kinder in die Hocke und sagen:

- Ganz klein hocken, denn Verben schreibe ich klein.
- Oh wie schön, ein kleines (in die Hocke gehen) Adjektiv.

KREATIVARBEIT MIT DER KOORDINATIONSTAFEL DEUTSCH

Die Kinder gehen in Zweierteams oder Kleingruppen zusammen und erhalten je eine Tafel. Beim Zweierteam ist ein Kind der Turnmeister und das andere der Zeichenkünstler. Kind 1 startet und überlegt sich zu den Buchstaben ein passendes Wort, das es laut sagt:

- Großbuchstaben = Nomen
- Blaue Kleinbuchstaben = Adjektive
- Pinke Kleinbuchstaben = Verben

Bei den Pfeilen wird je eine Drehung nach rechts oder links ausgeführt. Kind 2 schreibt die genannten Wörter auf (Adjektive und Verben) und zeichnet die Nomen. Nach einer Zeile wird gewechselt.

Da Kind 1 schneller sein wird als Kind 2, muss es sich die genannten Begriffe gut merken. Diese Übung kann ebenfalls zu Hause ohne paralleles Aufschreiben und somit deutlich schneller durchgeführt werden. So lernt das Kind, verschiedene Denkaufgaben schnell hintereinander durchzuführen, und der Arbeitsspeicher wird spielerisch trainiert.

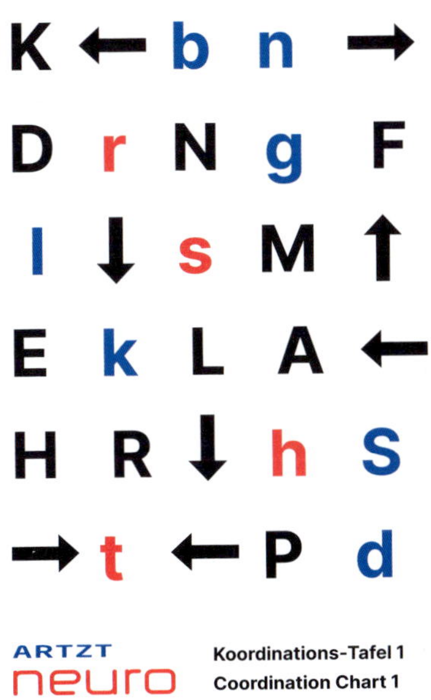

Abb. 16: Koordinationstafel Deutsch

6.2 FACH MATHE

Auch im Fach Mathe kann man wunderbar bewegt lernen.

GRUNDRECHENARTEN IN BEWEGUNG (NACH BEIGEL, 2012)

Zwei Kinder stehen vor der Klasse und rechnen durch Körperbewegungen.

Zahlen:

- Klatschen der Einer,
- Stampfen der Zehner und
- Hüpfen der Hunderter.

Rechenarten:

- Plus = die Arme einhaken und ganz eng zusammenstehen.
- Minus = weit auseinander stehen.
- Mal = eine Kreisbewegung mit der Hand vor dem Bauch ausführen.
- Geteilt = den Oberkörper abklappen.

Vom Lehrer vorgegebene Rechenaufgaben werden von den beiden Kindern dargestellt und die Klasse rechnet diese im Kopf aus und schreibt die Ergebnisse auf.

KREUZRECHNEN

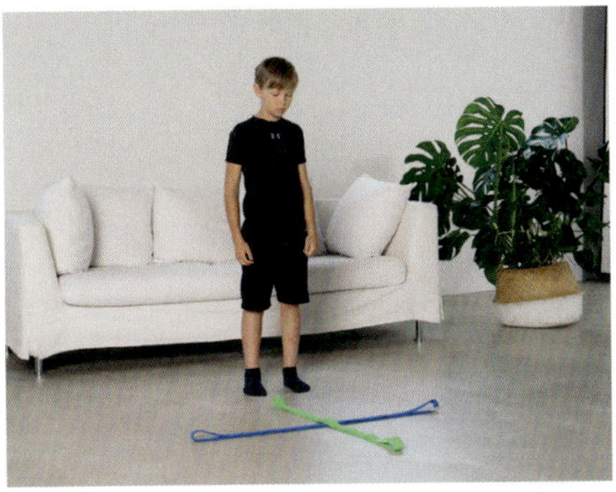

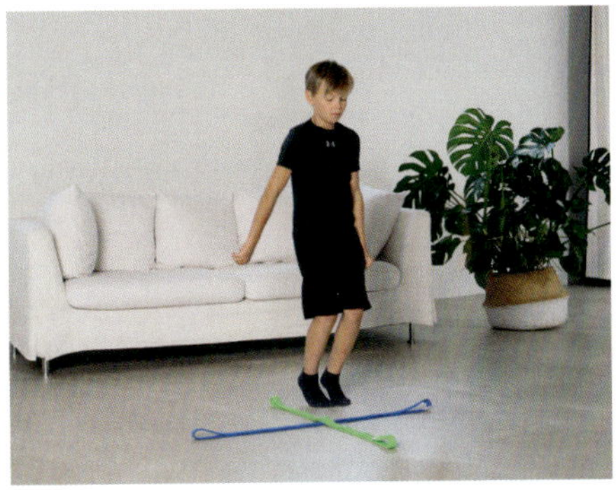

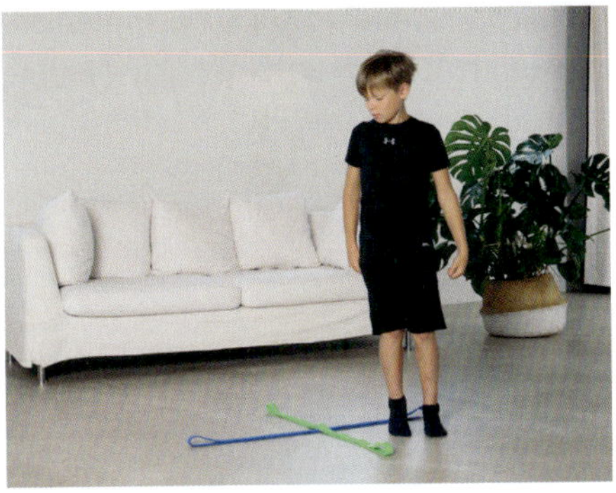

Es wird ein Kreuz auf den Boden gelegt, sodass vier Felder entstehen. Jedem Feld wird eine Zahl zugeordnet. Dem Kind werden Zahlenreihen oder Matheaufgaben gestellt, die es durch Hüpfen in die entsprechenden Felder lösen muss. Ebenfalls ein sehr gutes spielerisches Training für den „Arbeitsspeicher" der Kinder.

KNOBELAUFGABE MIT DER KOORDINATIONSTAFEL MATHE

Die Kinder können in Zweiergruppen das Addieren und Subtrahieren üben.
Pfeil nach rechts = plus
Pfeil nach links = minus
Pfeil nach oben = Strecksprung
Pfeil nach unten = in die Hocke

Beispiel Zeile 1 mit der Startzahl 5 und 1 als Summand:
Strecksprung, 6, Strecksprung, 8, 7, Hocke.

Diese Aufgabe erfordert komplexes Denken und Merkfähigkeit, da sich die Kinder die Zwischensumme immer während der Bewegungsaufgabe merken müssen, um später dort weiterzurechnen. Daher ist ein möglichst einfacher Start zu empfehlen. Wenn die Aufgabe leichter wird, können die roten Pfeile auch dazu genutzt werden, dass immer das Gegenteil von der Bewegungsaufgabe ausgeführt werden muss, also bei einem roten Pfeil nach oben eine Hocke gemacht werden muss.

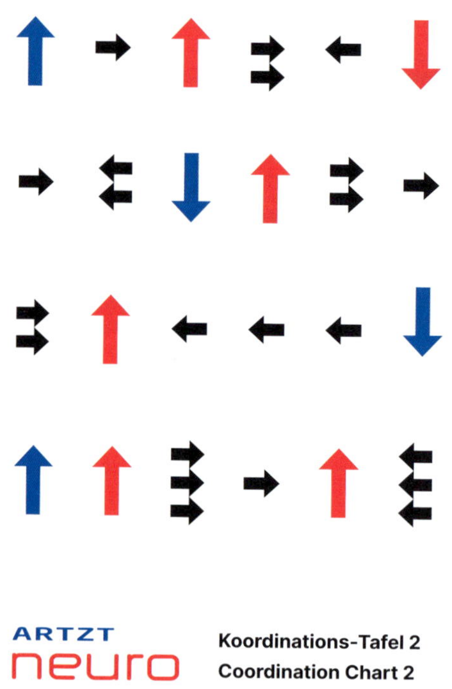

Abb. 17: Koordinationstafel Mathe

6.3 MERKFÄHIGKEIT UND KOMPLEXES DENKEN

Im Alltag machen wir ganz selbstverständlich viele Dinge gleichzeitig, über die wir gar nicht mehr nachdenken müssen, weil wir diese größtenteils automatisiert haben und unser visuelles System in der Lage ist, mehrere Dinge simultan zu erfassen. Unser Gehirn kann einfach auf diese Muster zugreifen, sie interpretieren und anwenden.

Ein Beispiel ist das Lesen von Straßenschildern beim Auto- oder Radfahren oder die lockere Unterhaltung beim regelmäßigen Joggen. Auch im Sport- oder Schulalltag werden von den Kindern häufig komplexes Denken, visuelle Simultanerfassung und ein gutes Arbeitsgedächtnis, beispielsweise beim Lesen und gleichzeitig Verstehen von Texten, verlangt. Kinder müssen dies aber erst lernen.

Hierbei spielt unter anderem der Arbeitsspeicher eine wesentliche Rolle. Der Temporallappen enthält die Hör- und Sprachzentren und somit die Areale für das auditiv-sprachliche und das visuelle Arbeitsgedächtnis. Er ist aber auch mit dem Hippokampus verbunden, der für die Langzeitspeicherung zuständig ist.

Alles, was wir hören und sehen, wird als Information aufgenommen und gelangt in das sogenannte *sensorische Register*. Dort werden diese Informationen zunächst ohne bewusste Wahrnehmung für wenige Millisekunden aufrechterhalten. Um nicht verloren zu gehen, bedarf es nun einer Weiterverarbeitung, die nur mithilfe der selektiven Aufmerksamkeit gelingt.

Der Lernende muss somit seine Aufmerksamkeit auf die relevanten Informationen richten, damit diese in das Arbeitsgedächtnis gelangen, wo die weitere Verarbeitung stattfindet. Dabei ist das Arbeitsgedächtnis im Gegensatz zum Kurzzeitgedächtnis kein passiver Speicher, sondern es kann Informationen mit bereits vorhandenem Wissen in Beziehung setzen und Informationen verändern.

Die Speicherung im Arbeitsgedächtnis ist nur für eine begrenzte Anzahl von Informationen möglich und zeitlich begrenzt. Das Arbeitsgedächtnis muss daher in der Lage sein, relevante Informationen so lange aufrechtzuerhalten, bis andere Zentren im Gehirn diese Informationen vernetzen und weiter übertragen.

Laut Gathercole und Alloway (2008) haben Kinder mit Problemen beim Lernen oft ein schwaches Arbeitsgedächtnis. Das zeigt sich darin, dass diese Kinder eher zurückhaltend und leicht ablenkbar sind, Arbeitsanweisungen oder eigene Gedankengänge schnell vergessen und generell Schwierigkeiten bei der Umsetzung komplexer Aufgabenstellungen in der Schule, im Alltag und bei sportlichen Aktivitäten haben.

NEURONALES TRAINING FÜR KLEINE KÖPFE

Ein spielerisches Training von Merkfähigkeit und komplexen Denkvorgängen kann mit den Koordinationstafeln erfolgen. Ein Vorteil, die Kinder sind in Bewegung und haben in der Regel jede Menge Spaß bei diesen Lerneinheiten. Zudem liebt unser Gehirn und mit ihm das Arbeitsgedächtnis die Herausforderung, die bei diesen Übungen auf jeden Fall gegeben ist.

Bei Bedarf kann man diese Übungen auch in Form einer Challenge mit zeitlichem Limit - wie viele Zeilen schafft man in einer Minute? - durchführen. Eine dieser Tafeln wurde im Übungsteil bereits vorgestellt.

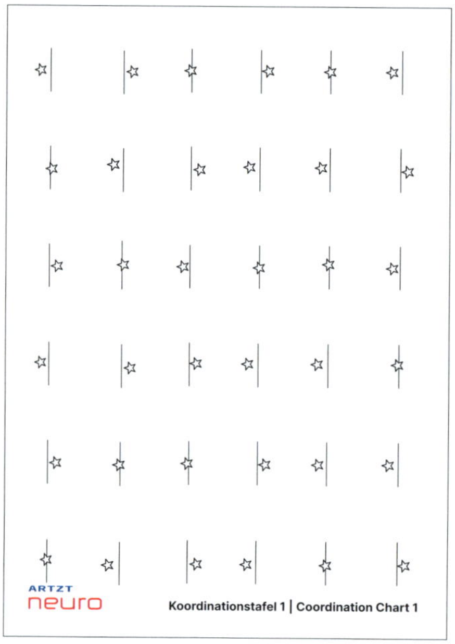

Koordinationstafel 1 | Coordination Chart 1

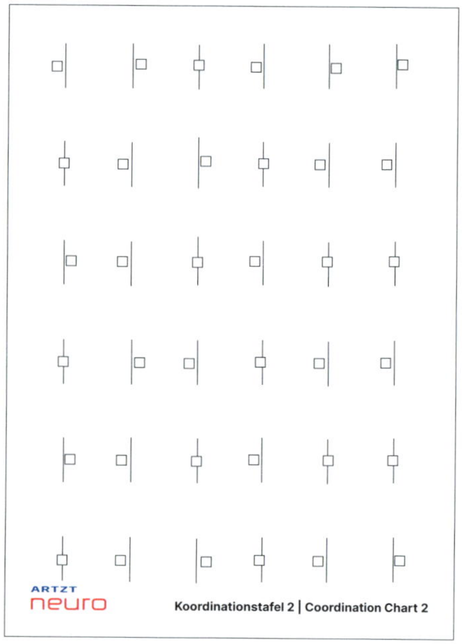

Koordinationstafel 2 | Coordination Chart 2

Hier ist ein wenig Kreativität gefragt. Die Vierecke und Sterne können mit Bewegungsaufgaben belegt werden, die sich die Kinder merken müssen. So kann das Viereck eine Fuß- oder Beinbewegung, wie zum Beispiel auf Zehenspitzen zu gehen, und der Stern eine Armbewegung oder das Hochwerfen eines in der Hand befindlichen Balls bedeuten.

Die Sterne könnten aber auch Rechenschritte darstellen. Immer wenn der Stern links von der Mittellinie ist, muss das Kind eine festgelegte Zahl subtrahieren und rechts addieren. Bei einem Stern auf der Mittellinie bleibt das Ergebnis, wie es aktuell ist.

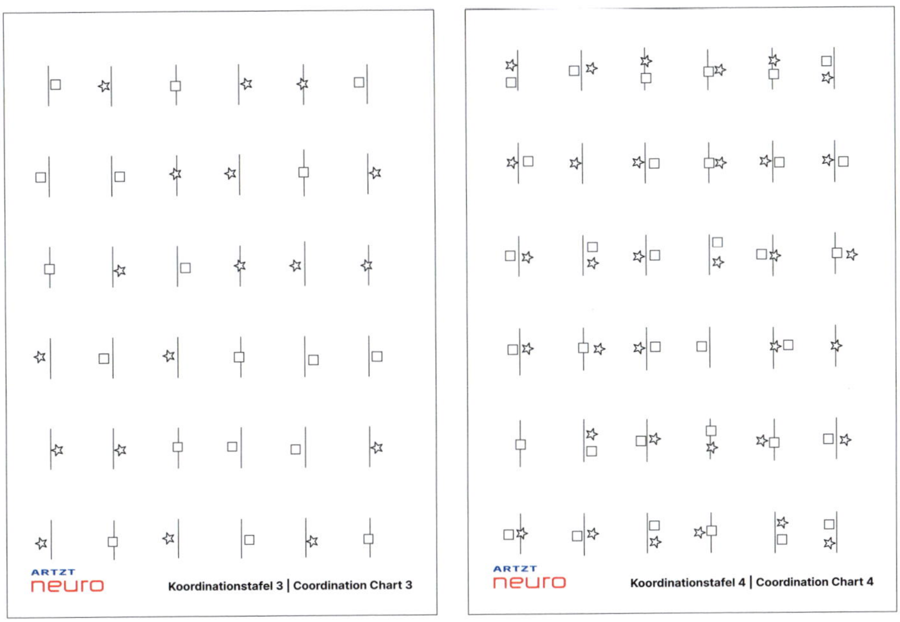

Abb. 18: Koordinationstafeln 1-4

7

ERFOLGSFAKTOREN

Abschließend möchten wir noch einige Faktoren mit auf den Weg geben, die helfen, die in diesem Buch vorgestellten Tipps und Übungen zu integrieren und so einen entscheidenden Einfluss auf eine gesunde und bewegte Kindheit zu nehmen.

7.1 PRINZIP DER GANZHEITLICHKEIT

Ganzheitlich bedeutet nicht nur, dass sich Kinder vielfältig ausprobieren sollten, sondern auch die möglichst ganzheitliche Aktivierung aller Sinne. Laut Dr. Volker Busch (2023) müssen wir in der heutigen digitalen Welt „... aufpassen, dass Wahrnehmung und Lernen nicht zu theoretisch bleiben oder zweidimensional auf den Bildschirm beschränkt". Lernen in Bewegung hat eine größere Bildung von Synapsen in unserem Gehirn zur Folge als Aufgabenlösungen am PC oder auf dem Papier.

Je vielfältiger eine Lernumgebung, desto eher sind anregende Lernreize für das Kind dabei. Das ist insbesondere auch deshalb wichtig, da wir trotz immer weiter voranschreitender Hirnforschung nie genau wissen, in welcher Entwicklungsphase sich das Kind gerade befindet.

Ein Wald mit Matsch, Laub, Hügeln und Senken, Bäumen und Sträuchern bietet hier deutlich mehr Potenzial als ein Tablet oder auch eine Bauklotzecke im Spielzimmer. Und auch ein multisensorisches Training unter Einsatz mehrerer Sinne fördert die Vernetzung von Informationen im Gehirn.

Unser Gehirn findet komplexe motorische Abläufe deutlich reizvoller als isolierte Kleinarbeit. Wenn dann auch noch der Überraschungseffekt hinzukommt, dann ist dies sozusagen die Königsdisziplin für eine starke Stimulation von Nervenzellen. Bewegung und Abwechslung helfen beim kindlichen Lernen, sie können sozusagen als Dünger für unser Gehirn verstanden werden. Sie hilft Kindern, sich selbst und die Umwelt zu erfassen.

In der Fachwelt spricht man auch von „Embodied Cognition", der Sachverhalt, dass unser Gehirn Dinge und komplexe Situationen nicht einfach nur abstrakt abspeichert, sondern nahezu immer mit motorischen Abläufen und Prozessen kombiniert. Bei Kopfrechnen zum Beispiel benutzen Kinder dieselben Gehirnareale, die auch für Augenbewegungen zuständig sind.

„Das Addieren entspricht dem gleichen neuronalen Muster wie eine Augenbewegung nach rechts, während Subtrahieren einer Augenbewegung nach links gleicht", so Dr. Schuhmacher (2022). Und wenn Kinder an eine Schaukel denken, dann werden nur geringfügig die Bereiche des Gehirns aktiv, in denen die Wortbedeutung gespeichert ist, sondern viel mehr die Bereiche, die mit der Schaukelbewegung zu tun haben, vorausgesetzt, das Kind hat jemals geschaukelt.

Lernen und langfristige Speicherung gelingt somit am besten, wenn Theorie und Praxis gemeinsam stattfinden und das möglichst mit allen Sinnen. Dies haben wir versucht, in die vielfältigen Übungen in diesem Buch einfließen zu lassen.

7.2 PRINZIP SPIEL, SPASS, MOTIVATION

Die Grundlage dieses Prinzips ist simpel: Wenn eine Aktivität Freude bereitet, ist die Wahrscheinlichkeit größer, dass sie mit Engagement und Wiederholungsbereitschaft durchgeführt wird. Dies gilt für Kinder wie für Erwachsene.

Spaß und **Motivation** sind Schlüsselelemente, die Lernprozesse effektiver und nachhaltiger machen. Spitzer und Herschkowitz (2022) nennt in diesem Zusammenhang ein wunderbares Beispiel zum Thema Vorlesen. Er fragt, ob ein Vater seinem kleinen Sohn besser Kant oder Micky Maus vorliest. Entscheidend ist, bei welchem Werk der Vater selbst mehr Spaß am Vorlesen hat und dieses in seiner Stimme und Haltung widerspiegelt.

Denn wenn die Eltern Spaß haben, dann haben auch die Kinder Spaß, zumindest in der frühen Kindheit. Ein oft unterschätzter, aber wesentlicher Vorteil des Prinzips „Spiel, Spaß und Motivation" ist zudem die Verbesserung der Adhärenz. Adhärenz bezieht sich auf die Bereitschaft und das Durchhaltevermögen, eine bestimmte Verhaltensweise oder Therapie kontinuierlich und langfristig umzusetzen. Durch den Spaßfaktor sind Kinder eher geneigt, an den Aktivitäten dranzubleiben, was zu nachhaltigeren und effektiveren Ergebnissen führt.

Das Prinzip „Spiel, Spaß und Motivation" ist universell und erstreckt sich, wie bereits erwähnt, auf alle Übungsformen, die in diesem Buch behandelt werden, seien es Atem-, visuelle, vestibuläre oder propriozeptive Übungen. Als Autoren haben wir uns bemüht, die Übungen bereits in ihrer Grundform so spielerisch und motivierend wie möglich zu gestalten. Dennoch lassen wir den Durchführenden ausreichend Freiraum und Kreativität, die Übungen nach eigenem Ermessen anzupassen und individuell zu gestalten.

Zur langfristigen Implementierung möchten wir zwei Tipps geben:

1. Positive Verstärker wie Lob oder kleine Belohnungen sind ausdrücklich erwünscht.
2. Eigenständige kreative Anpassung und Individualisierung der Übungen durch die Kinder können die Motivation steigern.

Neben Spaß und Motivation ist aber für alle Kinder das kindliche **Spiel** eine einfache und sehr wertvolle Chance, vielfältige Erfahrungen zu sammeln und so eine solide Grundlage für die weitere Entwicklung zu schaffen. Kinder lieben Spiele und erfinden sie täglich neu. Eine Chance, die wir viel zu selten nutzen und deren Wert häufig unterschätzt wird.

Was aber macht das Spiel so bedeutsam und welchen Einfluss hat es auf die kindliche Entwicklung?

Im Spiel lernen Kinder auf ganz verschiedenen Ebenen und können ihrer Fantasie freien Lauf lassen. Sie können Emotionen ausleben, Personen sein, die sie bewundern, ihre Stärken einsetzen, sich spielerisch erproben und verbessern. Darüber hinaus bietet das Spiel auch Raum für Schwächen.

Im Spiel können sich beispielsweise Kinder mit anderen zusammenfinden oder eine spezielle Rolle einnehmen, die den individuellen Fähigkeiten entspricht. Das Spiel bietet viele Möglichkeiten, soziale Kontakte zu erproben und so zum Beispiel den Zusammenhang von Aktion und Reaktion kennenzulernen und wie wunderbar es sein kann, mit anderen ein Ziel zu verfolgen – sogenannte *Shared Attention* – und das Ergebnis gemeinsam zu bestaunen.

Das Spiel macht Kinder mit Regeln bekannt, die sie einhalten und behalten müssen, aber hier und da auch selbstständig modifizieren können. Sie lernen sowohl Erfolge und Misserfolge als auch Gruppenzugehörigkeit und -dynamik kennen. Darüber hinaus erfahren sie, welche Rolle Ausdauer und Beharrlichkeit für den finalen Erfolg spielen.

Neben diesen emotionalen und sozialen Faktoren bietet das Spiel körperliche Aktivität und verlangt kognitive Leistung, indem Kinder sich Regeln merken und komplexe Zusammenhänge erfassen müssen. Das Besondere am Alleskönner Spiel ist zudem die Tatsache, dass Kinder gerne spielen, man muss sie nur lassen lassen (Buscher, 2015).

Und wenn wir uns neben dem freien Spiel die alten Kindergeburtstagsspiele genauer anschauen, dann lernen wir, ihren Wert ganz neu zu schätzen. So trainieren Blinde Kuh und Topfschlagen ganz spielerisch Orientierung im Raum, auditives und vestibuläres System sowie Körperwahrnehmung.

Murmel oder Kicker trainieren wunderbar die Feinmotorik der Finger, die Auge-Hand-Koordination und die Akkommodation der Augen, während Gummitwist und Hüpfekästchen die (Sprung-)Kraft, das Gleichgewicht und die Koordination sowie die Körperwahrnehmung trainieren.

Und dann haben wir auch noch die Klatsch- und Zauberschnurspiele, die Feinmotorik, Rechts-links-Zusammenspiel, Kreativität und Rhythmik schulen. Viele Gründe, diese „alten Spiele" auch heute noch mit den Kindern zu spielen.

Das Prinzip von „Spiel, Spaß und Motivation" ist ein wesentlicher Bestandteil für den Erfolg der in diesem Buch vorgestellten Übungen und Konzepte. Es dient nicht nur der Steigerung von Interesse und Beteiligung, sondern bietet auch die Möglichkeit für langfristige, gesunde Verhaltensänderungen durch verbesserte Adhärenz.

7.3 PRINZIP ERFOLG

Das Prinzip des „Erfolgs" geht Hand in Hand mit dem Konzept von Spiel, Spaß und Motivation. Wenn Menschen, insbesondere Kinder, Erfolge in den Übungen erleben, steigert das nicht nur ihr Selbstbewusstsein, sondern motiviert sie auch, anhaltend am Ball zu bleiben. Der Erfolg ist dabei nicht nur das Erreichen eines Ziels, sondern auch die sichtbare oder spürbare Verbesserung der Fähigkeiten und Zustände, die in diesem Buch behandelt werden.

Auch das Prinzip Erfolg ist universell anwendbar und verbessert die Adhärenz. Das Erleben von Erfolg stärkt das Durchhaltevermögen und die Bereitschaft, sich weiterhin zu engagieren und die Übungen regelmäßig durchzuführen.

Wir, die Autoren, haben die Übungen so konzipiert, dass sie in unterschiedlichen Schwierigkeitsgraden umgesetzt werden können, um sukzessive „Erfolgsmomente" zu ermöglichen. Wenn Kinder oder Erwachsene Erfolg erleben, sehen sie einen konkreten Nutzen in dem, was sie tun, und sind daher eher bereit, dieses Verhalten beizubehalten. Zur langfristigen Implementierung möchten wir auch hier drei Tipps geben:

1. Der Start mit einfachen Übungen ermöglicht frühzeitig Erfolgserlebnisse.
2. Jeden Erfolg „feiern", um die Motivation weiter zu steigern.
3. Ständiges Ermutigen zur Selbstbeobachtung und Selbstreflexion schafft ein Bewusstsein für die eigenen Fortschritte und Möglichkeiten.

Das Prinzip „Erfolg" ist ein weiterer wesentlicher Bestandteil für die erfolgreiche Durchführung und Implementierung der Übungen in diesem Buch. Es hat nicht nur eine motivierende Wirkung, sondern fördert auch die langfristige Einbindung der Übungen in den Alltag. Durch das Erleben von Erfolg in Alltag, Sport und Schule können positive Verhaltensänderungen bestärkt und gefestigt werden, was wiederum zur verbesserten Adhärenz führt.

Es ist jedoch wichtig, zu beachten, dass ständige Erfolgserlebnisse nicht unbedingt positiv sind. Kinder müssen auch lernen, mit Misserfolgen umzugehen und sich für Erfolge anstrengen zu müssen.

Ohne Üben, dazu kommen wir im nächsten Punkt, gelingt kein Fortschritt. Wenn ihnen ständig alles in den Schoß gelegt wird, kann das langfristig negative Folgen haben. Die Kunst besteht also darin, die Anforderungen der Übungen so zu gestalten, dass sie weder zu leicht noch zu schwer sind.

7.4 PRINZIP ÜBEN UND WIEDERHOLEN

Das Prinzip „Üben und Wiederholen" ist eine fundamentale Säule für die effektive Anwendung der verschiedenen Übungen in diesem Buch. Wie bei jeder Fertigkeit oder Fähigkeit, die man erlernen möchte, spielt die Regelmäßigkeit der Übungsausführung eine entscheidende Rolle für den Erfolg.

Durch wiederholtes Üben werden neuronale Netzwerke im Gehirn verstärkt und optimiert, was zu einer besseren und effizienteren Ausführung der jeweiligen Übung führt. Dies ist nicht nur für die motorischen, sondern auch für die kognitiven und emotionalen Aspekte des Lernens von großer Bedeutung.

Die sofortige Wiederholung einer Übung kann zur Konsolidierung der erlernten Fähigkeiten beitragen und damit das Vertrauen in die eigene Leistungsfähigkeit steigern. Es schafft auch eine Routine, die die Anwendung der Übung im Alltag erleichtert. Konsistente Wiederholung über einen längeren Zeitraum führt zu einer dauerhaften Veränderung und Verbesserung. Hierbei spielt auch die Adhärenz eine wichtige Rolle, das heißt, wie gut eine Person die Übung beibehält und in ihren Alltag integriert.

Es ist klar, dass Üben und Wiederholen wesentliche Bestandteile des Lernens und der Verbesserung sind. Sie ermöglichen nicht nur die Verfestigung der erlernten Fähigkeiten, sondern schaffen auch die Voraussetzungen für die Weiterentwicklung und Steigerung der Leistungsfähigkeit.

In diesem Buch haben wir versucht, Übungen so zu gestalten, dass sie leicht in den Alltag integriert werden können, aber es liegt an den durchführenden Personen, die notwendige Regelmäßigkeit und Intensität der Übungsanwendung sicherzustellen. Vor allem zu Beginn ist die positive und freudvolle Unterstützung von Erwachsenen ein wichtiger Faktor.

Sobald das Kind merkt, dass die Übungen Spaß machen und Erfolge bringen, springt das Prinzip „Spaß" mit allen seinen positiven Verstärkern ein und tut sein Übriges.

7.5 PRINZIP WENIGER IST MEHR

Das Prinzip „weniger ist mehr" zielt darauf ab, das richtige Maß an Intensität für die verschiedenen Übungen zu finden. In einer leistungsorientierten Gesellschaft, in der mehr Engagement oft mit mehr Erfolg gleichgesetzt wird, kann dieser Gedanke kontraproduktiv sein, insbesondere, wenn es um die sensible Entwicklung von Kindern geht. Wie bei einem Medikament ist auch bei den Übungen die richtige Dosierung entscheidend.

Die unmittelbare Anwendung dieses Prinzips kann dazu führen, dass die Übungen für das Kind angenehmer und damit leichter ausführbar sind. Dies fördert nicht nur die Adhärenz, sondern schützt auch vor einer Überreizung des Nervensystems, die zu Stress und anderen negativen Folgen führen kann.

Indem man die richtige Übungsintensität findet und beibehält, erhöht man die Widerstandsfähigkeit des Kindes gegenüber externen Stressoren und anderen Faktoren. Ein Nervensystem, das nicht ständig überreizt oder überfordert ist, kann effektiver auf Herausforderungen reagieren und ein höheres Maß an Stressresilienz entwickeln.

Dies bildet eine solide Grundlage für das Kind, um mit den verschiedenen Herausforderungen des Lebens besser umgehen zu können. Das Prinzip „weniger ist mehr" erinnert uns daran, dass es nicht immer darum geht, einfach nur mehr zu tun, sondern das Richtige in der richtigen Dosierung zu tun. Dadurch ermöglichen wir eine nachhaltige, positive Entwicklung, die das Kind auf lange Sicht strapazierfähiger und widerstandsfähiger macht.

Bei diesem Prinzip sollte auch die Notwendigkeit von Pausen genannt werden. Kurze Erholungspausen zwischen intensiven Bewegungs- und auch Lernaufgaben tragen dazu bei, dass Informationen besser im Langzeitgedächtnis verankert werden.

Das Prinzip „weniger ist mehr" dient als wichtige Erinnerung, dass mehr nicht immer besser ist. Die Kunst liegt darin, die richtige Balance zu finden. Zu wenig Intensität und die Übung wird ineffektiv. Zu viel Intensität und die Gefahr einer Überreizung steigt. Beim schulischen Lernen führt ein Zuviel an Stoff oft zu fehlender Festigungs- und Speicherzeit und der Gefahr, mit einem negativen Gefühl und Ergebnis aufzuhören.

Hier führen das Wiederholen und damit Festigen ein und derselben Sache und der Leitsatz „immer mit einem Erfolgserlebnis aufzuhören" langfristig zu den besten Erfolgen. Unsere Empfehlung ist, stets mit moderater Intensität zu beginnen und sorgfältig zu beobachten, wie das Kind darauf reagiert, um die Übungsintensität entsprechend anzupassen.

Neben den umfangreichen praktischen Übungen gibt dieses Buch viele Tipps und Ratschläge rund um die kindliche Entwicklung. Uns Autoren ist es wichtig, abschließend noch einmal zu betonen, dass alle Inhalte als Ratschläge und Übungsempfehlungen zu verstehen sind. Wir möchten niemanden maßregeln oder belehren.

Im Gegenteil, wir möchten aufmerksam machen und Wissen vermitteln, damit die richtigen Fragen gestellt werden können und Unreifen in der kindlichen Entwicklung möglichst frühzeitig erkannt werden. In der heutigen Welt mit all ihren Herausforderungen ist die Zeit für Familie und Freizeit nicht immer in großem Umfang vorhanden. Das wissen wir, aber genau darum ist diese Zeit mit den Kindern so wertvoll und sollte genutzt werden.

Wenn Eltern und Kinder gemeinsam Bewegung für sich entdecken und die Welt mit allen Sinnen genießen, ist ein wichtiger Schritt für eine gesunde Kindheit und ein entspanntes Familienleben getan. Mit den vorgestellten Übungen kann die Wahrnehmung wunderbar geschult und die eine oder andere Unreife beseitigt werden, um das Gehirn zu einem noch perfekteren Meisterwerk zu machen.

Sport, Alltag und Schule können so deutlich einfacher gemeistert werden. Wenn somit in der Kindheit diese wichtige Zeit investiert wird, profitieren Kinder und Eltern davon ein Leben lang.

Zu guter Letzt: Sollten bei Kindern starke Auffälligkeiten und Unreifen bei den vorgestellten Tests und Übungen zutage treten, empfehlen die Autoren, einen entsprechenden Trainer, Therapeuten oder Lerncoach mit neurozentrierten Kenntnissen aufzusuchen, um ein individuelles Übungsprogramm zu erstellen.

ANHANG

1 DANKSAGUNG

Die ganzheitliche Betrachtung der kindlichen Entwicklung ist für uns Autoren ein Thema, was unserer Meinung nach leider noch viel zu wenig Beachtung und interdisziplinäre Zusammenarbeit findet. Mit diesem Buch möchten wir diesem Thema mehr Aufmerksamkeit geben und danken allen, die uns dabei unterstützt und fachlich begleitet haben.

Im Besonderen danken wir der Firma Ludwig Artzt GmbH, die uns mit den motivierenden und hochwertigen Kleingeräten versorgt hat, sowie Mira Hampel, die das Fotoshooting zu einem besonders hochwertigen, aber dennoch familiären Ereignis gemacht und die wunderbaren Übungsfotos eingefangen hat.

Wir danken den tollen und geduldigen Kindern, die dieses Buch aktiv als Bewegungsmodelle erst möglich gemacht haben, und ihren Eltern für das Vertrauen, mit ihren Kindern arbeiten zu dürfen.

Vielen Dank ebenfalls an den Meyer & Meyer Verlag für das Vertrauen in dieses Projekt und die gute Zusammenarbeit und zuverlässige Unterstützung.

Und abschließend gilt natürlich unser ganz besonderer Dank unseren Familien, die eine Menge Familienzeit an unsere Arbeitsplätze abgetreten haben.

2 LITERATURVERZEICHNIS

Annunciato, N. (2006). *Aktuelle neurologische Erkenntnisse: Wie wird die Organisation des Nervensystems vom sozialen Umfeld beeinflusst?* ZiFF - Zentrum für integrative Förderung & Fortbildung (Schulungsunterlage).

Beck, H., Anastasiadou, S. & Meyer zu Reckendorf, C. (2018). *Faszinierendes Gehirn. Eine bebilderte Reise in die Welt der Nervenzellen.* Berlin: Springer-Verlag GmbH Germany.

Beigel, D. (2012). *Beweg dich, Schule! Eine „Prise Bewegung" im täglichen Unterricht der Klassen 1 bis 13.* Dortmund: Borgmann Media.

Beigel, D. (2003). *Flügel und Wurzeln - Persistierende Restreaktionen frühkindlicher Reflexe und ihre Auswirkungen auf Lernen und Verhalten.* Dortmund: Verlag modernes Lernen.

Bein-Wierzbinski, W. (2015). *Päpki-Screeningbogen Handbuch. Frühkindliche Bewegungsentwicklung und häufige Abweichungen für die pädiatrischen Vorsorgeuntersuchungen im ersten Lebensjahr (U2-U6) unter Beachtung der Spontanmotorik.* Berlin: Lehmanns Media GmbH.

Bein-Wierzbinski, W. (Dissertation 2004). *Räumlich-konstruktive Störungen bei Grundschulkindern.* Europäische Hochschulschriften Peter Lang.

Bein-Wierzbinski, W., Gehring, B., Knopp, A. & Sepke, C. (2011). Leichte Abweichungen in der frühkindlichen Bewegungsentwicklung und später auftretende Lernstörungen: Gibt es einen Zusammenhang? Sonderdruck aus *kinderkrankenschwester, 30* (2), 62-66.

Bös, K., Worth, A., Opper, E., Romahn, N., Wagner, M., Jekauc, D., Mess, F. & Woll, A. (2009). *Motorik-Modul: Eine Studie zur motorischen Leistungsfähigkeit und körperlich-sportlichen Aktivität von Kindern und Jugendlichen in Deutschland.* Baden-Baden: Nomos Verlag.

Busch, V. (2021). *Kopf frei! Wie Sie Klarheit, Konzentration und Kreativität gewinnen.* München: Droemer Verlag.

Busch, V. (2023). Interview: Zugriff am 24.01.24 unter https://artztneuro.com/blogs/neuroblog/interview-volker-busch-ueber-neuroathletik

Buscher, A. (2015). Spielerische Bewegungsangebote zur Förderung der kindlichen Entwicklung. *Praxis der Psychomotorik,* 4, 204-210.

Edward, M., Hallowell, J. & Ratey, J. (2022). *ADHS ist kein Makel. Hilfreiche Strategien für Kinder und Erwachsene.* Hamburg: Rowohlt Verlag GmbH.

Eliot, L. (2012). *Was geht da drinnen vor? Die Gehirnentwicklung in den ersten fünf Lebensjahren.* Berlin Verlag.

Faller, A., Schünke, M. & Schünke, G. (2016). *Der Körper des Menschen* (17. Aufl.). Stuttgart: Thieme.

Fisch, A. (2009). *Neuroanatomy – draw it to know it.* Oxford: Oxford University Press, 268-269.

Forschungsinitiative ESF (2017). *Entwicklungsstörungen schulischer Fertigkeiten. Ergebnisse und Nutzungspotentiale des Forschungsschwerpunkts* EsF. Zugriff am 20. Dezember 2023 unter https://www.esf-koordinierung.de/content/1-home/broschure-esf-2017cmyk-download.pdf

Fuller, D. D. & Mitchell, G. S. (2016). Respiratory neuroplasticity – overview, significance and future directions. *Experimental Neurology.* 2017 Jan;287(Pt 2):144-152. DOI: 10.1016/j.expneurol.2016.05.022

Gathercole, S. E. & Alloway, T. P. (2008). *Working memory and learning: A practical guide for teachers.* SAGE.

Global Status Report on Physical Activity 2022. World Health Organization 2022. Zugriff am 21. Januar 2024 unter https://www.who.int/publications/i/item/9789240059153

Harms, T. (2016). *Emotionelle Erste Hilfe: Bindungsförderung – Krisenintervention – Eltern-Baby-Therapie.* Gießen: Psychosozial-Verlag.

Hessisches Kultusministerium (2012). *Projekt „Schnecke – Bildung braucht Gesundheit II".* Zugriff am 08. Januar 2024 unter http://www.bildung-kommt-ins-gleichgewicht.de/index_htm_files/EvaSchneckeII.pdf

Hessisches Kultusministerium (2010). *Projekt „Schnecke – Bildung braucht Gesundheit".* Zugriff am 08. Januar 2024 unter http://www.bildung-kommt-ins-gleichgewicht.de/index_htm_files/Broschuere_Schnecke_2010.pdf

Hopper, S. I., Murray, S. L., Ferrara, L. R. & Singleton, J. K. (2019). Effectiveness of diaphragmatic breathing for reducing physiological and psychological stress in adults: A quantitative systematic review. *JBI Database of Systematic Reviews and Implementation Reports*, 17 (9), 1855-1876. https://doi.org/10.11124/JBISRIR-2017-003848

Huggenberger, S., Moser, N., Schröder, H., Cozzi, B., Granato, A. & Merighi, A. (2019). *Neuroanatomie des Menschen.* Berlin: Springer.

Hüther, G. (2013). *Gemeinsam Einsam, AD(H)S ist keine Krankheit, sondern ein Sozialisationsdefizit. Interview mit Silke Steffen.* Zugriff am 20. Januar 2024 unter https://geraldhuether.de/Mediathek/ADHS/Interview_Silke_Steffen.pdf

Luerweg, F. (2023). Spektrum der Wissenschaft. *KOMPAKT, (7),* 10-19.

Majerus, V. (2010). *Vorschulkinder in Luxemburg: Untersuchung zur motorischen Leistungsfähigkeit.* Hamburg: Diplomica Verlag GmbH.

Megbel, E. (2023). Spektrum der Wissenschaft. *KOMPAKT, (7),* 23-32.

Nestor, J. (2021). *Breath Atem. Neues Wissen über die vergessene Kunst des Atmens.* München: Piper Verlag.

Pal, G. K., Agarwal, A., Karthik, S., Pal, P. & Nanda, N. (2014). Slow yogic breathing through right and left nostril influences sympathovagal balance, heart rate variability, and cardiovascular risks in young adults. *North American Journal of Medical Sciences, 6* (3), 145-151. Zugriff am 21. Januar 2024 unter https://www.ncbi.nlm.nih.gov/pmc/articles/PMC3978938/

Pikler, E. (2018). *Lasst mir Zeit. Die selbstständige Bewegungsentwicklung des Kindes bis zum freien Gehen. Untersuchungsergebnisse, Aufsätze und Vorträge aus dem Nachlass zusammengestellt und überarbeitet von Anna Tardos. 5.* überarbeitete Auflage. München: Richard Pflaum Verlag.

Reikert, I. (2023). *Sehen findet im Gehirn statt. Ein orthoptischer Ratgeber für die Rehabilitation hirnverletzter Erwachsener.* Stuttgart: W. Kohlhammer GmbH.

Schmeißer, M., Schumann, S. & Ulfig, N. (2020). *Kurzlehrbuch Neuroanatomie* (2. Auflage). Stuttgart: Georg Thieme Verlag.

Schuhmacher, H. (2022). *Das Dyskalkulie Buch. Zahlen sehen und verstehen.* Hamburg: tedition GmbH.

Schuhmacher, H. (2015). *Fehler muss man sehen. LRS und visuelle Wahrnehmungsstörungen erkennen und behandeln.* Hamburg: tedition GmbH.

Schulze, S., Wittich, C. & Kuhl, J. (2022). Kognitive Lernvoraussetzungen – Aufmerksamkeit und Gedächtnis. In: M. Gebhardt, D. Scheer & M. Schurig (Hrsg.), *Handbuch der sonderpädagogischen Diagnostik. Grundlagen und Konzepte der Statusdiagnostik, Prozessdiagnostik und Förderplanung* (147-162). Regensburg: Universitätsbibliothek. https://doi.org/10.5283/epub.53149

Spitzer, M. & Herschkowitz, N. (2022). *Wie Kinder denken lernen. Die kognitive Entwicklung vom 1. bis 12. Lebensjahr.* München: mvg Verlag.

Van Overwalle, F., Manto, M., Cattaneo, Z., Clausi, S., Ferrari, C., Gabrieli, J. D. E., ... & Leggio, M. (2020). *Consensus Paper: Cerebellum and Social Cognition. The Cerebellum,* 19(6), 833–868. Zugriff am 10. Januar 2024 unter https://doi.org/10.1007/s12311-020-01155-1

Von Piekartz, H., Andreotti, D. & Arendt-Nielsen, L. (Ed.). (2015). *Kiefer, Gesichts- und Zervikalregion* (2. Auflage). Stuttgart: Georg Thieme Verlag.

Werkstetter, J. S. (2021). Sehen und Lernen. *Die Bedeutung der visuellen Wahrnehmung in der Schule.* Broschüre.

WVAO. *Ich will nicht lesen!!!!! Visuelle Wahrnehmungsstörungen bei Kindern oder von den Leiden des fleißigen „Faulpelzes".* Eine Infobroschüre der Wissenschaftlichen Vereinigung für Augenoptik und Optometrie.

3 BILDNACHWEIS

Covermotiv: Mira Hampel

Covergestaltung: Isabella Frangenberg

Fotos Innenteil: Mira Hampel

Abbildungen Innenteil:
Autoren: Abb. 2-6, 9, 13
Ludwig Artzt GmbH, artztneuro.com: S. 67, 92, 96, 106, Abb. 15: S. 176, Abb. 16: S. 177, Abb. 17: S. 180, Abb. 18: S. 182-183
Adobe Stock: Abb. 1: S. 14 (intern modifiziert), Abb. 8: S. 71, Abb. 12: S. 110 (intern modifiziert), Abb. 14: S. 143
Abb. 10: *aus der WVAO Informationsbroschüre: Ich will nicht lesen!!!! – Mit freundlicher Genehmigung der WVAO*

Innenlayout: Isabella Frangenberg

Satz: Guido Maetzing, www.mmedia-agentur.de

Lektorat: Skript: Dr. Irmgard Jaeger
Satzfahne: Andreas Barth; info@lektorat-barth.de

Abonnieren Sie unseren kostenlosen Newsletter unter **www.dersportverlag.de**

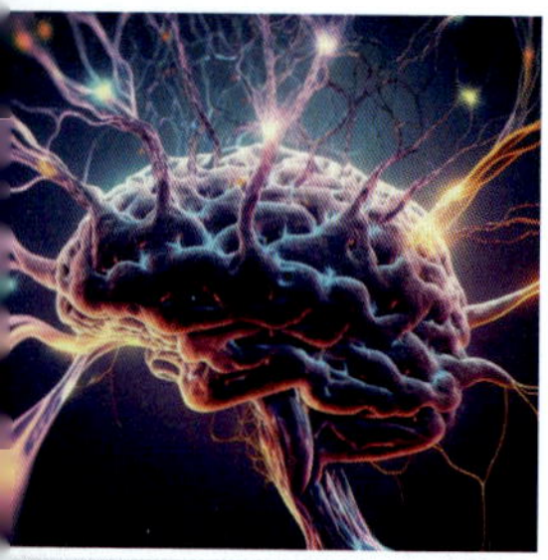

COACHING & BEWEGUNG

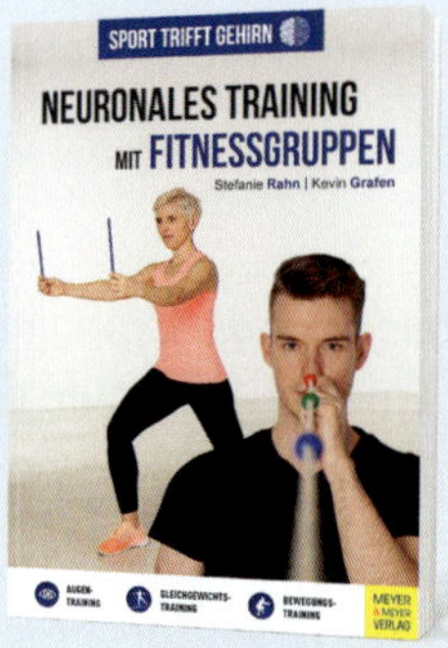

ISBN 978-3-8403-7838-6
€ (D)29,95/(A) 30,80

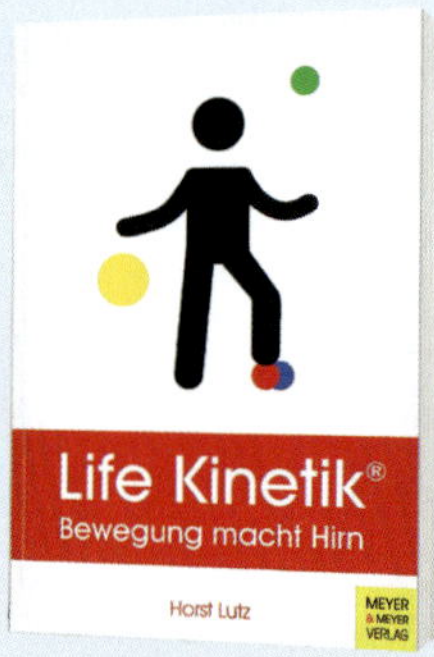

ISBN 978-3-8403-7566-8
€ (D) 18,00/(A) 18,50

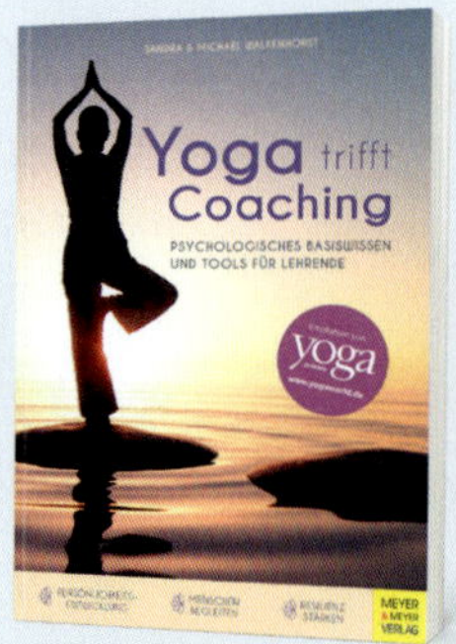

ISBN 978-3-8403-7722-8
€ (D) 28,00/(A) 28,80

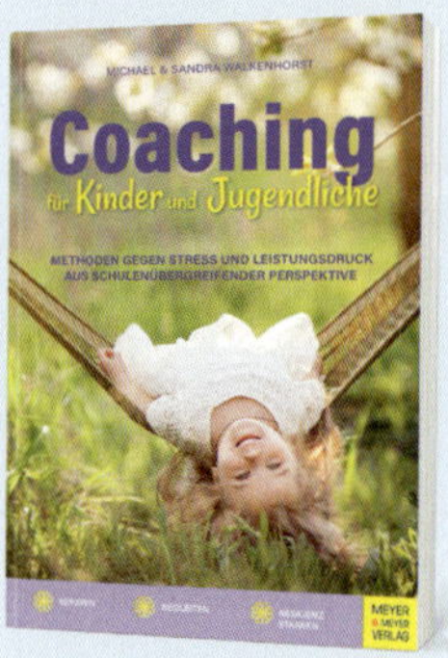

ISBN 978-3-8403-7820-1
€ (D) 32,00/(A) 32,90

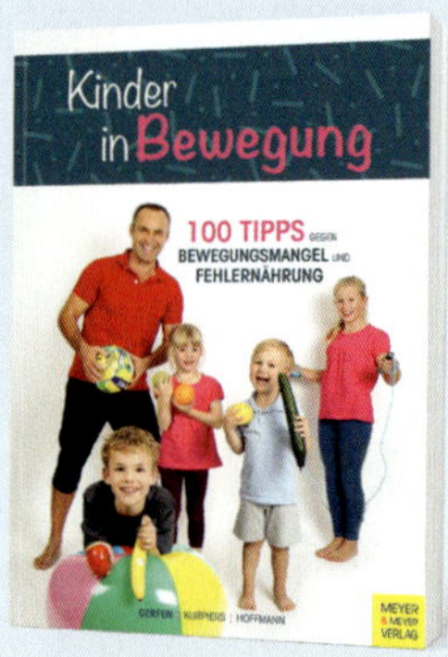

ISBN 978-3-8403-7695-5
€ (D) 20,00/(A) 20,60

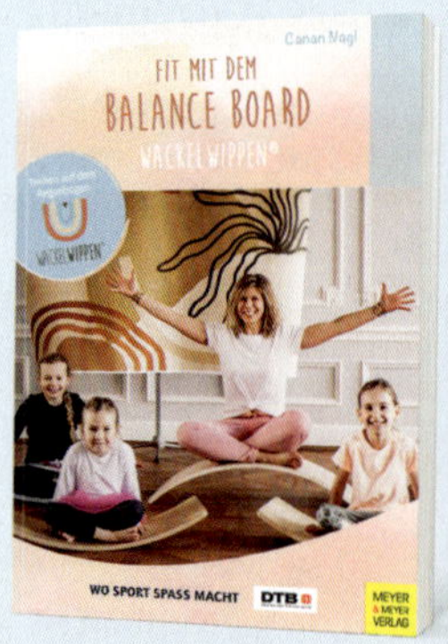

ISBN 978-3-8403-7781-5
€ (D) 20,00/(A) 20,60

Preisänderungen vorbehalten und Preisangaben ohne Gewähr! Bild oben links © AdobeStock

MEYER & MEYER VERLAG

MEYER & MEYER Verlag
Von-Coels-Str. 390
52080 Aachen

Telefon 02 41 - 9 58 10 - 25
Fax 02 41 - 9 58 10 - 10
E-Mail vertrieb@m-m-sports.com
Website www.dersportverlag.de